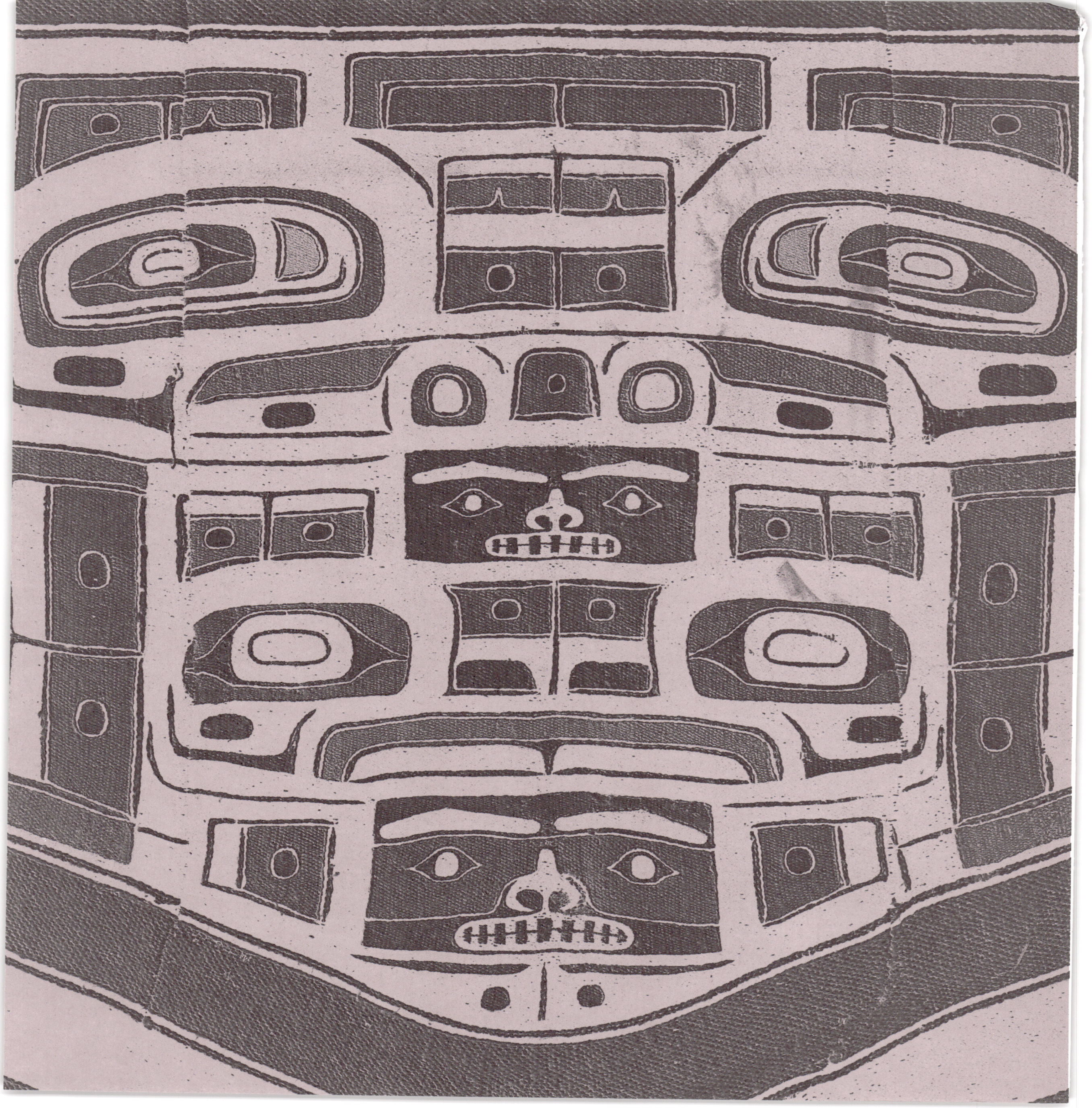

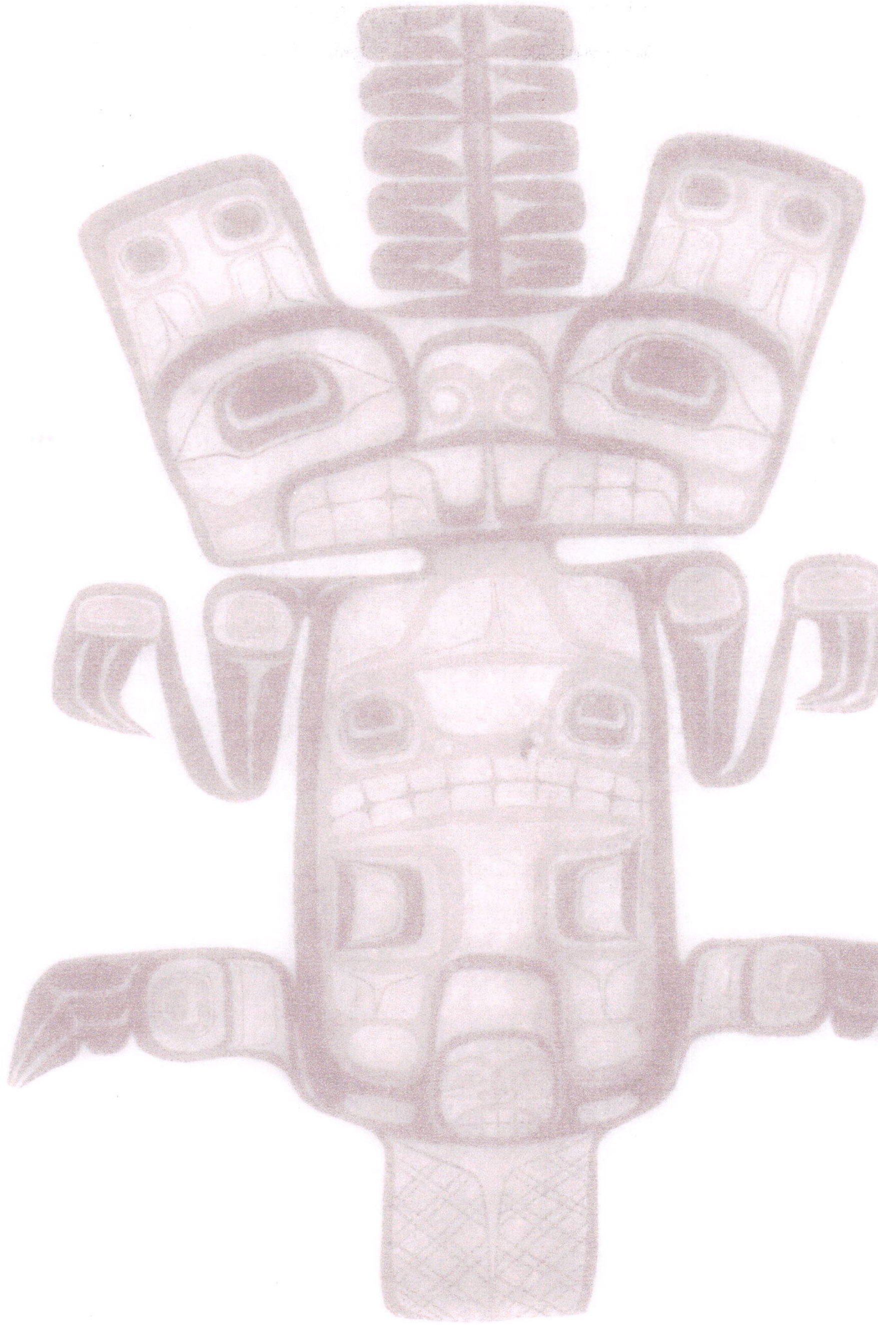

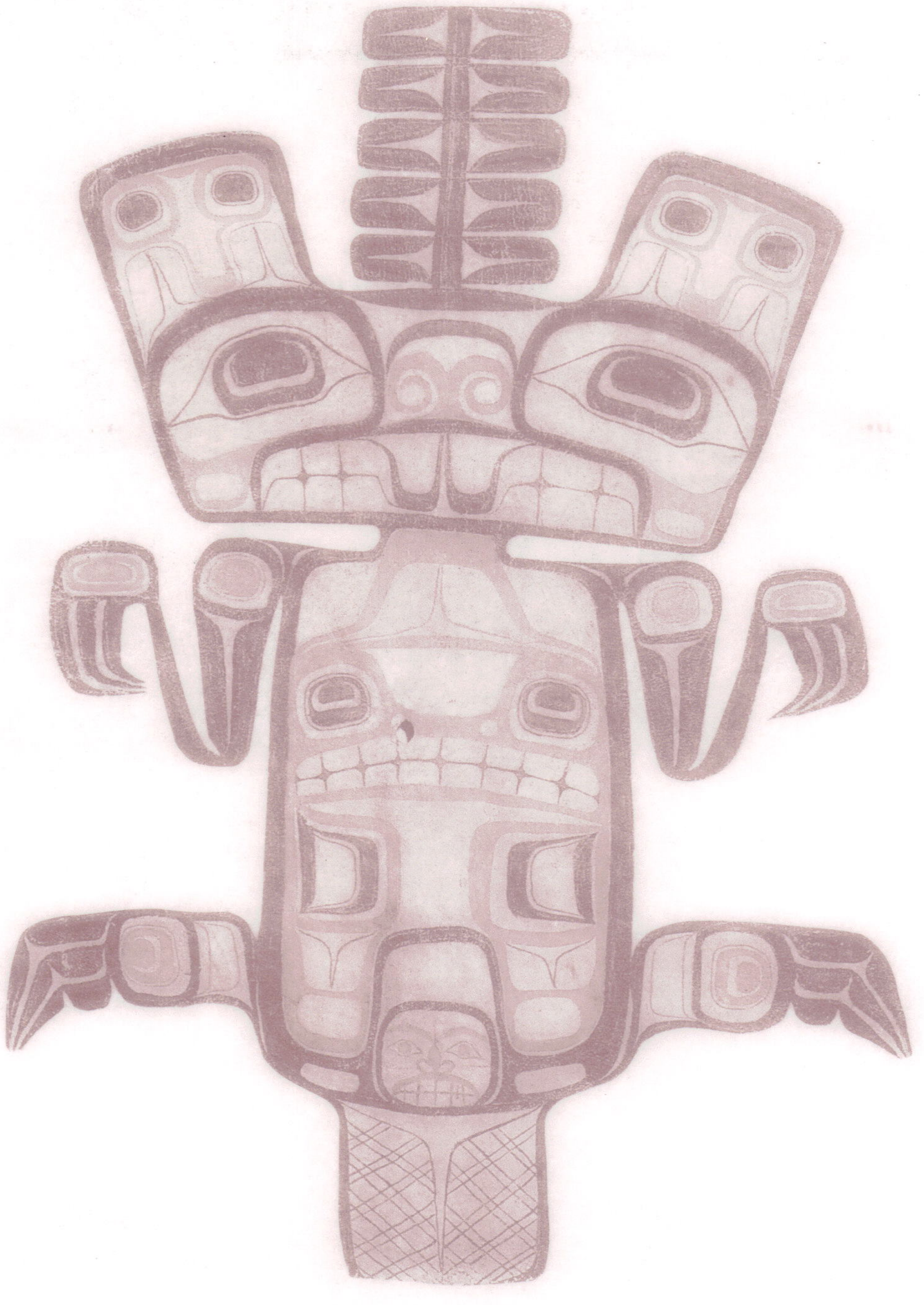

NIGEL CAWTHORNE

MYTHOS und MASKE

Die indianische Stammeskunst Nordamerikas

BATTENBERG

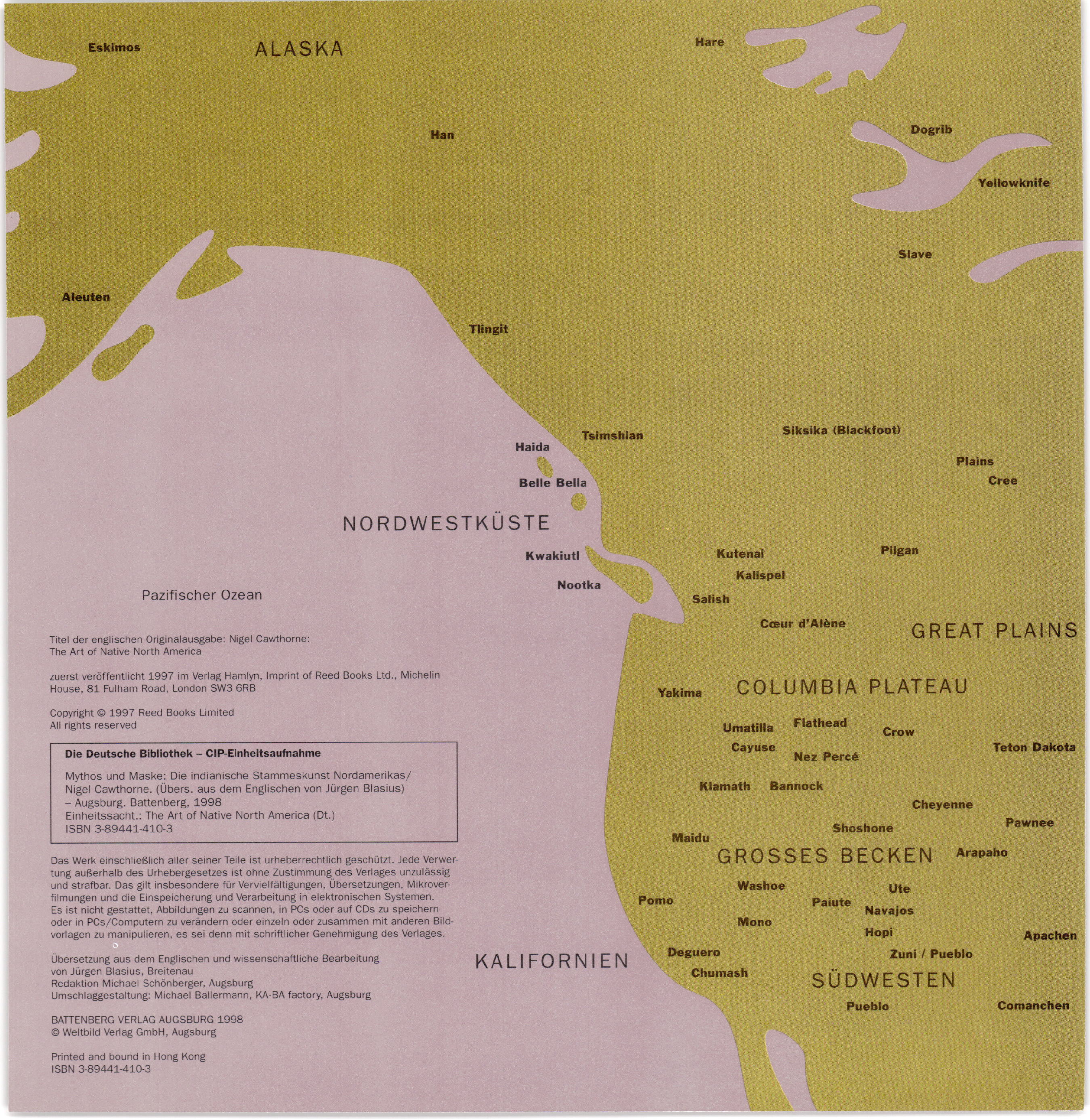

Titel der englischen Originalausgabe: Nigel Cawthorne:
The Art of Native North America

zuerst veröffentlicht 1997 im Verlag Hamlyn, Imprint of Reed Books Ltd., Michelin House, 81 Fulham Road, London SW3 6RB

Die Deutsche Bibliothek – CIP-Einheitsaufnahme

Mythos und Maske: Die indianische Stammeskunst Nordamerikas/
Nigel Cawthorne. (Übers. aus dem Englischen von Jürgen Blasius)
– Augsburg. Battenberg, 1998
Einheitssacht.: The Art of Native North America (Dt.)
ISBN 3-89441-410-3

Übersetzung aus dem Englischen und wissenschaftliche Bearbeitung
von Jürgen Blasius, Breitenau
Redaktion Michael Schönberger, Augsburg
Umschlaggestaltung: Michael Ballermann, KA·BA factory, Augsburg

BATTENBERG VERLAG AUGSBURG 1998
© Weltbild Verlag GmbH, Augsburg

Printed and bound in Hong Kong
ISBN 3-89441-410-3

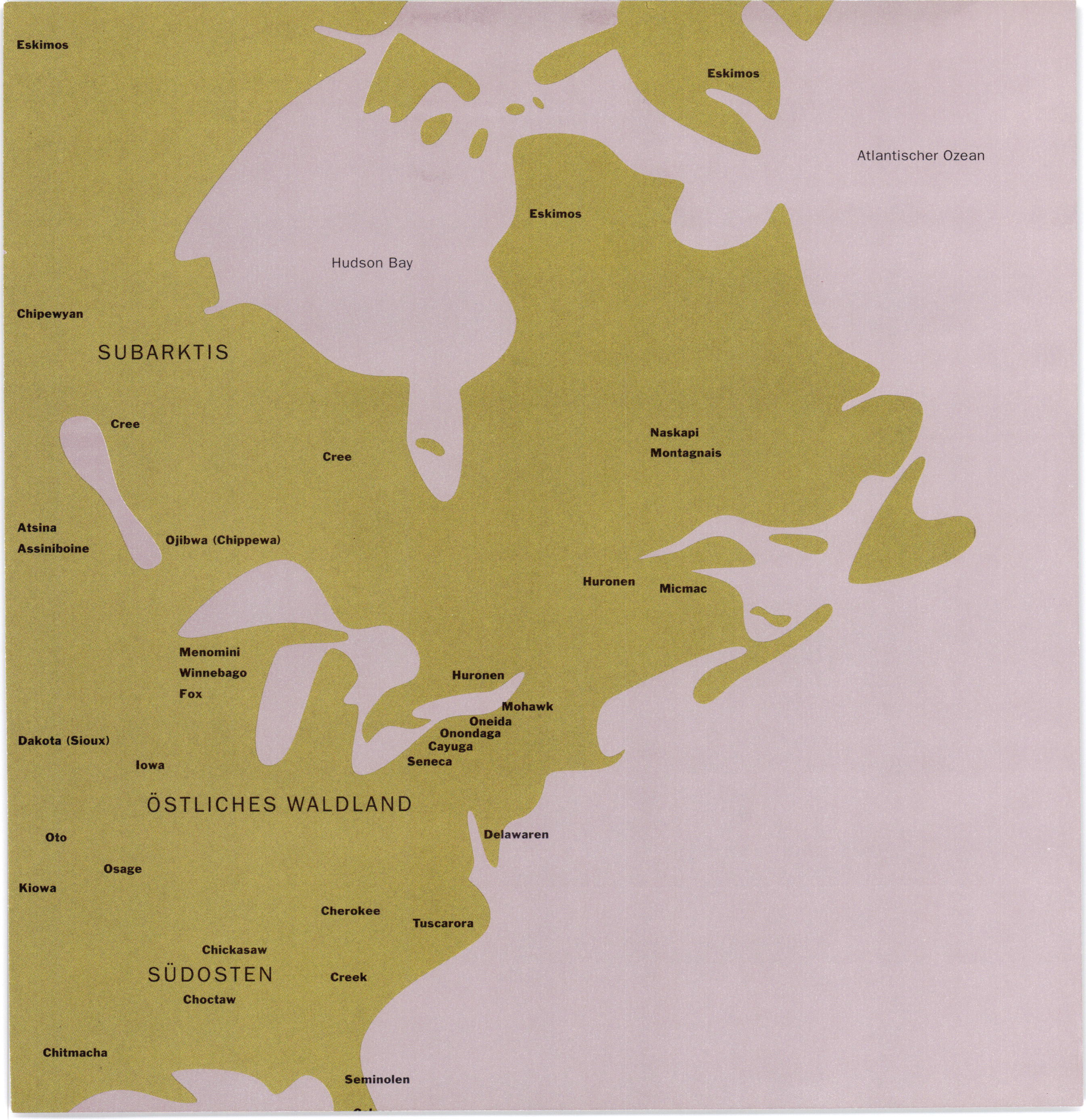
Eskimos
Eskimos
Atlantischer Ozean
Eskimos
Hudson Bay
Chipewyan
SUBARKTIS
Cree
Cree
Naskapi
Montagnais
Atsina
Assiniboine
Ojibwa (Chippewa)
Huronen
Micmac
Menomini
Winnebago
Fox
Huronen
Mohawk
Oneida
Onondaga
Cayuga
Seneca
Dakota (Sioux)
Iowa
ÖSTLICHES WALDLAND
Oto
Delawaren
Osage
Kiowa
Cherokee
Tuscarora
Chickasaw
SÜDOSTEN
Creek
Choctaw
Chitmacha
Seminolen

Geographie und indianische Be

Geschichte der norda

Einleitung 6
siedlung Nordamerikas 8
merikanischen Indianer 18
Arktis und Subarktis 26
Die Nordwestküste 36
Die Great Plains 46
Das Columbia Plateau 58
Das Große Becken 66
Der Südwesten 72
Das östliche Waldland 82
Der Südosten 90

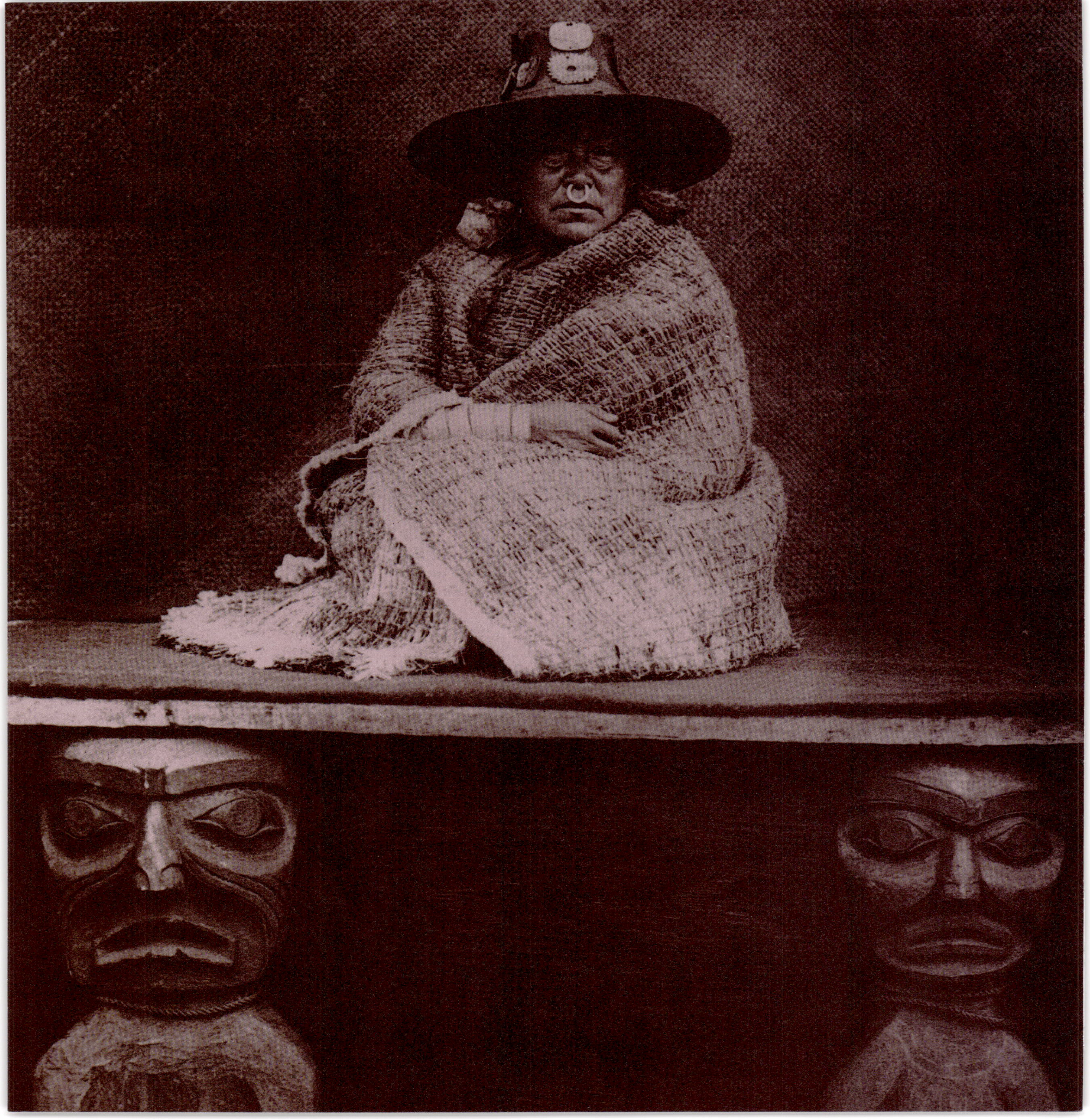

In keiner der indianischen Sprachen Nordamerikas gibt es ein Wort, dessen Bedeutung dem entspräche, was wir unter »KUNST« verstehen. FÜR DIE NORDAMERIKANISCHEN INDIANER WAR JEDE FORM KÜNSTLERISCHEN AUSDRUCKS UNTRENNBAR MIT IHREM ALLTAGSLEBEN VERKNÜPFT. Die von ihnen hergestellten Artefakte beweisen jedoch, daß die Ureinwohner Nordamerikas ein ebenso großes Bedürfnis wie andere Völker hatten, ihre Gefühle, Wahrnehmungen und Sehnsüchte in künstlerischer Form auszudrücken.

Als europäische Künstler zum ersten Mal indianische Artefakte zu sehen bekamen, galten sie als Sensation. MAN BEWUNDERTE IHRE KÜHNHEIT UND GENIALITÄT SOWIE DIE TECHNISCHE MEISTERSCHAFT. DIESE ERSTE BEGEISTERUNG SOLLTE ALLERDINGS NICHT LANGE ANHALTEN. Wenn indianische Kunst gesammelt wurde, so kaum aus ästhetischen Motiven, sondern zumeist als anthropologisches Studienobjekt. Die Artefakte der Indianer galten als kulturelle Kuriositäten und wurden in ethnographische Sammlungen verbannt. SO KAM ES, DASS MAN INDIANISCHE KUNST SCHLIESSLICH NUR NOCH ALS PRODUKTE EINES PRIMITIVEN »KUNSTHANDWERKS« BETRACHTETE.

Im späten 18. und während des ganzen 19. Jahrhunderts war die Abwertung und Verunglimpfung der indianischen Kunst natürlich auch politisch motiviert. HÄTTE MAN DIE EINGEBORENENVÖLKER AMERIKAS NICHT ALS PRIMITIVE WILDE OHNE JEDE KULTUR ANGESEHEN, SO WÄRE NUR SCHWER ZU RECHTFERTIGEN GEWESEN, DASS MAN IHR LAND RAUBTE, IHRE LEBENSWEISE ZERSTÖRTE, IHRE ALTEN RELIGIONEN UNTERDRÜCKTE UND SIE IN RESERVATE PFERCHTE.

Ironischerweise bekamen die Indianer gerade infolge dieses Prozesses der Entrechtung und Internierung jene Materialien in die Hand – Papier, Blei- und Buntstifte, Pinsel und Farben –, die die Weißen bei ihrer künstlerischen Tätigkeit verwendeten. BALD SCHUFEN INDIANISCHE KÜNSTLER WERKE, DENEN SELBST DER EUROZENTRISTISCHSTE BETRACHTER IHREN KÜNSTLERISCHEN WERT NICHT ABSPRECHEN KONNTE. In den zwanziger Jahren unseres Jahrhunderts kam es zu einem plötzlichen Aufschwung indianischer Kunst, und 1931 erregte eine Ausstellung indianischer Stammeskunst in der New Yorker Grand Central Art Gallery allgemeines Aufsehen. Im Jahr 1941 machte die Ausstellung *Indianische Kunst der Vereinigten Staaten* Furore, und 1971 nutzte das Whitney Museum of American Art sein ganzes Gebäude für eine Ausstellung mit dem Titel *200 Jahre nordamerikanische Indianerkunst*. Mit dieser Ausstellung, so meinte jedenfalls die Zeitschrift *Time*, war die indianische Kunst endgültig mündig geworden.

Im Verlauf dieser Entwicklung HATTEN VIELE KÜNSTLER INDIANISCHER ABSTAMMUNG IHRE STAMMESIDENTITÄT VERLOREN und schufen das, was man heute »PAN-INDIANISCHE KUNST« nennt. Sie beschäftigten sich mit indianischen Themen, folgten dabei aber nicht der Tradition eines bestimmten Stammes. Aber auch das besaß eine gewisse Tradition. Schon immer hatten die indianischen Stämme von ihren Nachbarn und den Europäern, mit denen sie in Kontakt kamen, Ideen übernommen. Die reichen Stämme Nordwestamerikas nahmen Künstler anderer Stämme gefangen und ließen sie als Sklaven für sich arbeiten. Damit importierten sie zugleich auch in gewissem Maße deren Traditionen wie auch die Einflüsse, denen diese Sklaven in ihrer eigenen Kultur ausgesetzt gewesen waren. In vielen Gebieten waren die Frauen zur Exogamie verpflichtet, und die Einheirat in einen anderen Stamm brachte es mit sich, daß die Frau ihr neues soziales Umfeld mit ihren eigenen Stammestraditionen bekannt machte. Und es gab schon lange vor der Ankunft der Europäer einen lebhaften Handel von Kunstobjekten zwischen den Stämmen, der sich über den ganzen Kontinent erstreckte.

Die rücksichtslose Zerstörung indianischer Lebensweisen macht es heute MANCHMAL UNMÖGLICH, DIE GEHEIMEN BEDEUTUNGEN DER KUNSTGEGENSTÄNDE ZU ENTSCHLÜSSELN, DIE UNTERGEGANGENE STÄMME HINTERLASSEN HABEN. Artefakte können ohne Kenntnis ihres kulturellen Kontexts nicht so gewürdigt werden, wie sie es verdienen. Eines jedoch ist sicher: Der riesige Schatz an Kunstgegenständen, den die Indianervölker Nordamerikas geschaffen haben, ist weit mehr als nur ein Haufen von Andenken und billigem Schmuck. Er repräsentiert den Versuch einer Kultur, sich mit einer feindlichen und sich rasch verändernden Welt zu arrangieren. DAS MACHT DIESE GEGENSTÄNDE ZU KUNST IM HÖCHSTEN SINNE.

Geographie und
indianische

Besiedlung Nordamerikas

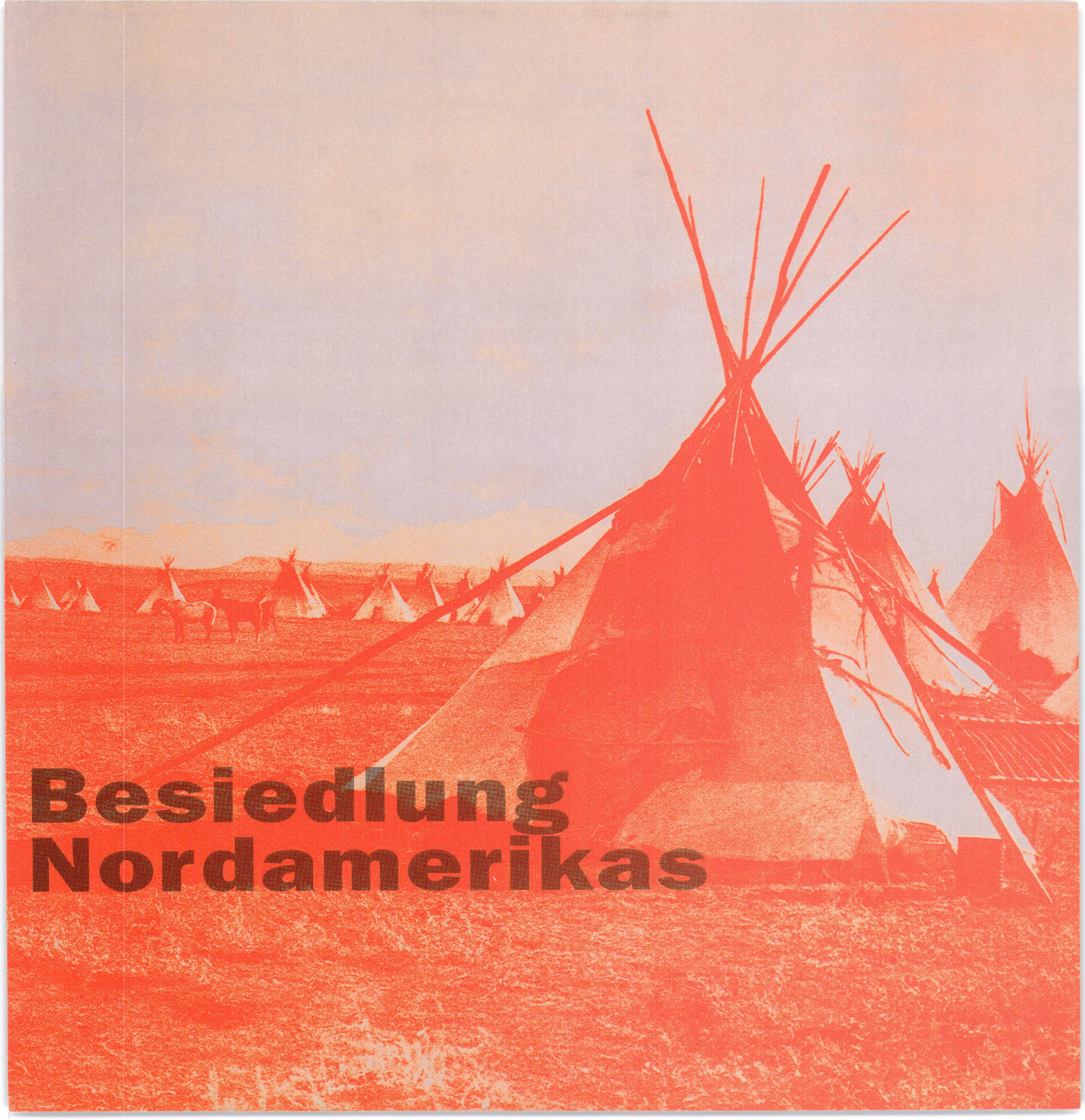

Fischer der an der Nordwestküste ansässigen Nootka: Mit seiner Doppelspitzenharpune jagt er Robben, Tümmler und Lachse.

Im Land der Navajos gab es Webstühle in Hülle und Fülle. Im Winter standen sie in den Hogans, doch im Sommer stellte man sie im Freien auf.

Die Eingeborenenvölker Nordamerikas sind ethnisch homogen. DIE UNTERSCHIEDE ZWISCHEN IHNEN UND DIE VERSCHIEDENHEIT IHRER LEBENSWEISEN UND KULTUREN SIND DURCH DIE GEOGRAPHIE DES KONTINENTS BEDINGT UND GEPRÄGT.

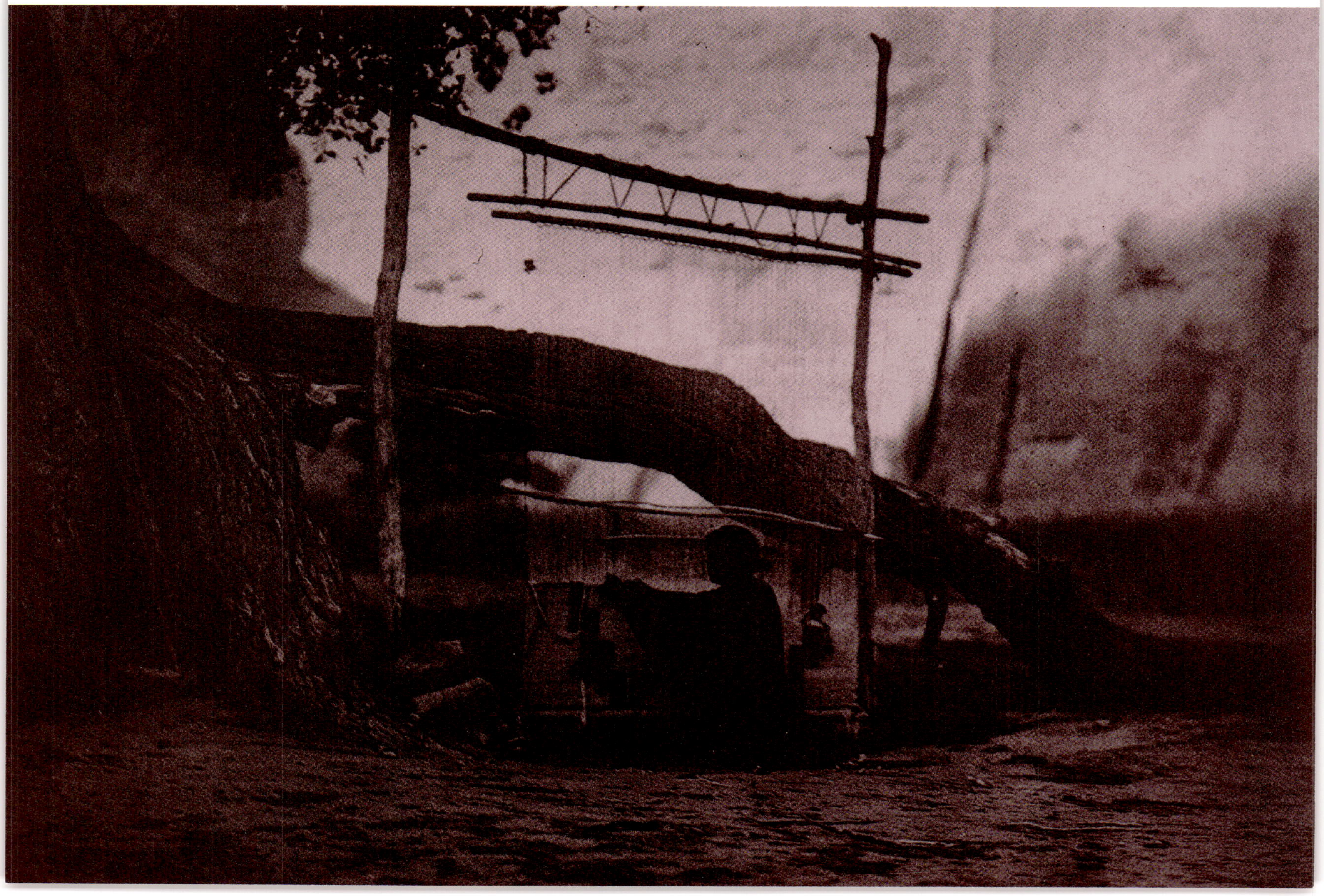

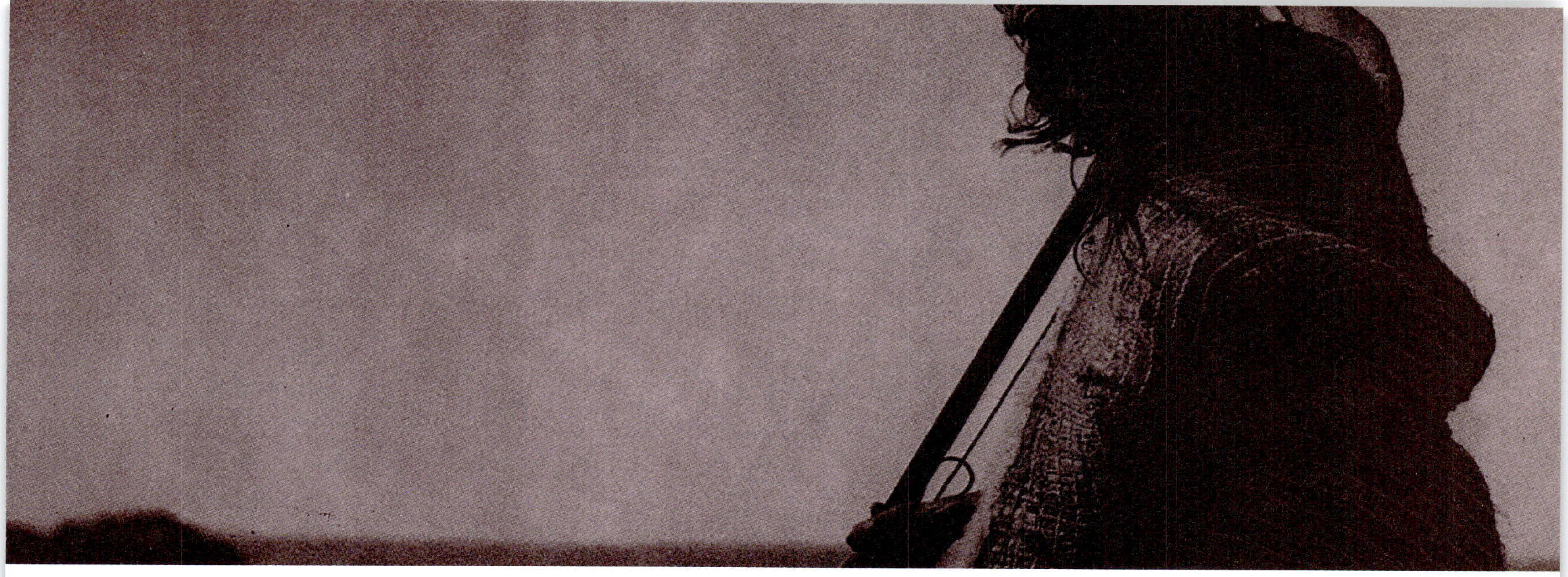

Die Aleuten und Eskimos lebten in kleinen Gruppen, die ihr Leben durch die Jagd auf Fische, Meeressäugetiere und Karibus fristeten. TIERKNOCHEN UND DAS ELFENBEIN DER WALROSS-STOSSZÄHNE WAREN ALSO IHR NATURGEGEBENES AUSDRUCKSMEDIUM. Auch Treibholz stand ihnen in geringen Mengen zur Verfügung.

Im Unterschied zu den anderen amerikanischen Ureinwohnern waren die Eskimos schon in der Frühzeit äußeren Einflüssen ausgesetzt. Da sie zu beiden Seiten der Beringstraße lebten, gab es eine kulturelle Verbindung zu Asien. Sie hatten auch schon sehr früh Kontakt mit Europäern, denn es gab zwischen dem 11. und dem 15. Jahrhundert in Grönland eine skandinavische Kolonie. Zu Beginn des 18. Jahrhunderts gründeten die Dänen dort erneut eine Kolonie, während die Russen über die Kette der Aleuten nach Alaska vordrangen.

Waren die Eskimos also die ersten amerikanischen Ureinwohner, die mit Europäern in Kontakt kamen, so waren sie andererseits auch die letzten, die von der europäischen Kultur überschwemmt wurden. VIELE VON IHNEN GABEN ERST NACH DEM ZWEITEN WELTKRIEG IHRE TRADITIONELLE LEBENSWEISE AUF. Die subarktischen Völker ihrer unmittelbaren südlichen Nachbarschaft hatten ihre traditionelle Lebensform schon zwei Jahrhunderte früher verloren. Sie hatten ihre alte und eher seßhafte Lebensweise aufgegeben und waren Jäger geworden, da sie die Dinge begehrten, die ihnen die europäischen Händler im Tausch gegen Pelze boten.

Die Kultur der in den subarktischen Regionen lebenden Stämme war der Kultur der an der **Nordwestküste** heimischen Indianervölker verwandt. Doch die Stämme der Nordwestküste erlagen erst später den fremden Einflüssen. SIE LEBTEN WEITER VON DEN ERSTEN HANDELSWEGEN ENTFERNT UND WAREN WAHRSCHEINLICH DAS REICHSTE VOLK DES NORDAMERIKANISCHEN KONTINENTS. Die von ihnen bewohnte niederschlagsreiche Küstenregion wird vom nordpazifischen Strom erwärmt. Ihre Wälder sind reich an Fischen und Wild.

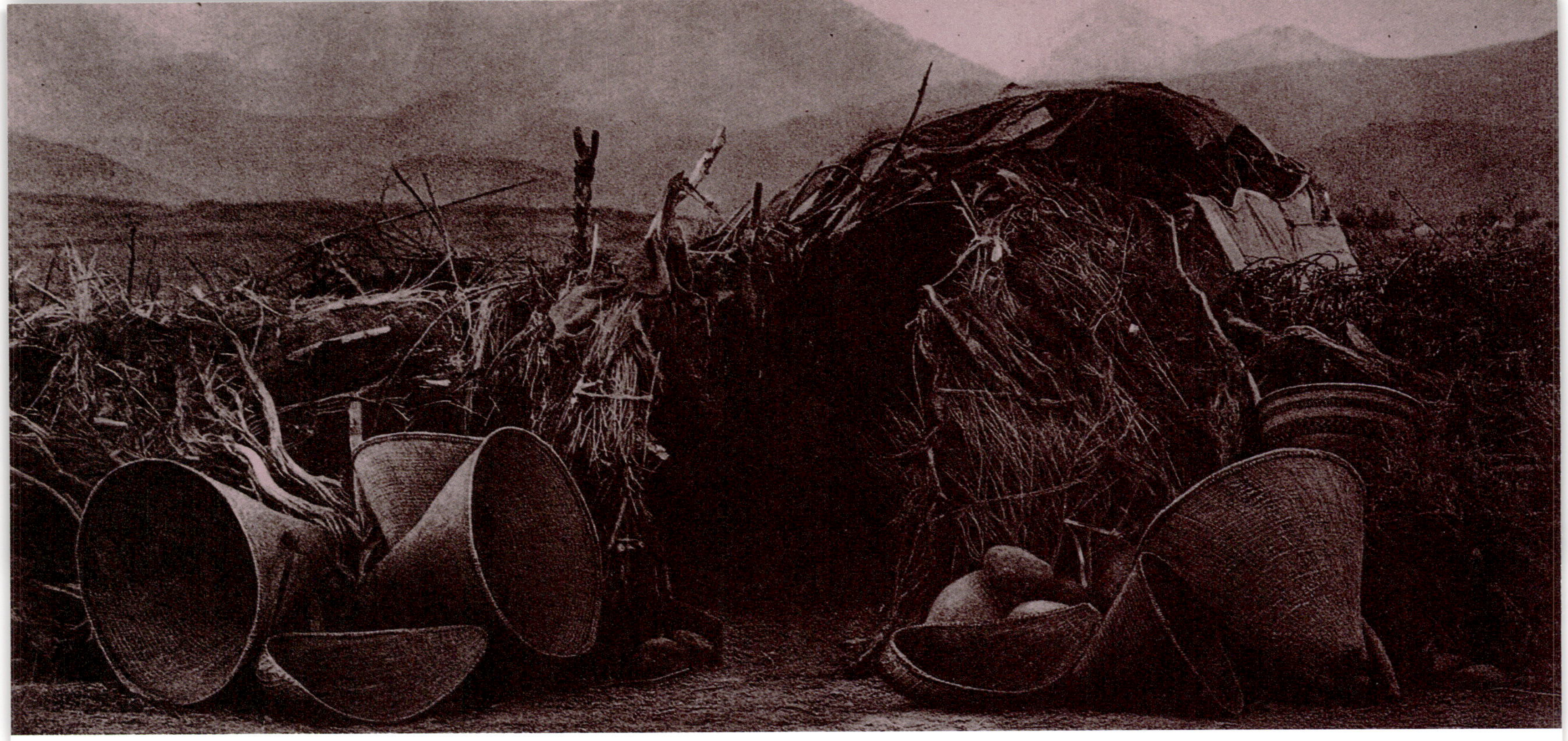

Hinter dieser Küstenregion erstreckt sich das **Columbia Plateau**, eine bis zu den Rocky Mountains reichende trockene und im Winter sehr kalte Hochebene. DIE KULTUR DER DORT LEBENDEN STÄMME WAR VON DEN WÜSTENVÖLKERN DES IM SÜDEN LIEGENDEN **Großen Beckens** BEEINFLUSST. Sie entwickelten Werkzeuge aus Feuerstein, mit denen sie weicheres Gestein bearbeiteten. Die Plateauindianer brachten diese Werkzeuge den Columbia und den Fraser River hinunter, und die Küstenstämme verwendeten sie zur Holzbearbeitung.

Da sie über einen großen Nahrungsvorrat verfügten, hatten die Stämme der Nordwestküste genügend Zeit, sich komplexen religiösen und sozialen Zeremonien zu widmen, bei denen kunstvolle Artefakte eine große Rolle spielten. Eine reiche Oberklasse konnte sich sogar professionelle Künstler leisten.

Nach Cooks Landung an der Pazifikküste im Jahre 1778 begannen sie zudem einen regen HANDEL MIT EUROPÄISCHEN NATIONEN, DER IHREN WOHLSTAND BIS ZUM ENDE DES 19. JAHRHUNDERTS STÄNDIG STEIGERTE.

Die Stämme des Plateaus konnten an diesem Wohlstand nicht partizipieren. Mit dem Auftauchen der Pferde begannen sie sich daher nach Osten zu den Great Plains hin zu orientieren und viele Lebensweisen der Plainsindianer zu übernehmen.

Ein *wickiup*, eine Winterhütte der in Kalifornien beheimateten Mono, gebaut aus Weidenpfählen und Gras.

Pueblodorf in Acoma, 1908.

Der Südwesten Nordamerikas ist weitgehend unwirtlich, Berge und Wüsten bestimmen sein Erscheinungsbild. Selbst Kalifornien mit seinem angenehmen mediterranen Klima konnte nur eine geringe Bevölkerungszahl ernähren. Diese rauhen Existenzbedingungen ließen eine Wüstenkultur entstehen, in der das Jagen gegenüber dem Sammeln pflanzlicher Nahrung nur sekundäre Bedeutung besaß. DAS FÜHRTE ZUR ENTWICKLUNG EINES ORGANISIERTEN ACKERBAUS, UND DIE DAMIT VERBUNDENE SESSHAFTE LEBENSWEISE LIESS ARCHITEKTUR UND GEBRAUCHSKERAMIK AUFBLÜHEN.

Die entstehende Pueblokultur war stark genug, den Spaniern beträchtlichen Widerstand entgegenzusetzen. Der Puebloaufstand von 1680 hatte zur Folge, daß die Spanier sich aus dem Südwesten zurückziehen mußten. Sie eroberten ihre Besitzungen jedoch zwölf Jahre später wieder zurück und BEKEHRTEN DIE INDIANER MIT GEWALT ZUM CHRISTENTUM.

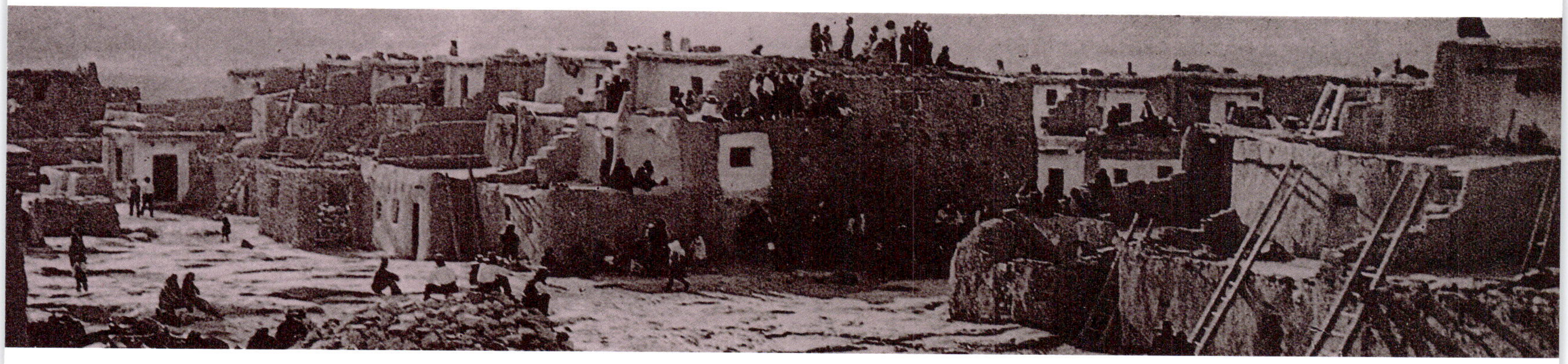

Zwischen den Rocky Mountains und der Ostküste gibt es außer den Appalachen keine natürliche Barriere. In diesem riesigen Gebiet, in dem es nur zwei große Sprachgruppen gab, die sich im Verlauf der Jahrhunderte herausgebildet hatten (Caddoisch-Irokesisch-Sioux und Algonkin), konnten sich Völker und Ideen leicht bewegen. Um 800 v. Chr. entstand im Ohiotal mit den Moundbuilder-Kulturen eine Zivilisation, die über den Grabstätten ihrer führenden Persönlichkeiten riesige Erdhügel errichtete. Der Inhalt dieser Hügelgräber beweist, wie sehr die Künste in diesem Gebiet florierten. Der Ackerbau erfuhr durch die Kultivierung lokaler Pflanzen und die Einfuhr im tropischen Amerika heimischer Pflanzen einen bedeutenden Aufschwung.

Das Zentrum dieser Kultur verlagerte sich später ins Mississippital in den **Südosten**, wo sie sich weiterentwickelte und regelrechte Städte entstanden. Infolge des rasch wachsenden Zustroms weißer Einwanderer wurden die Indianer durch eingeschleppte Krankheiten bald auf weniger als ein Zehntel ihrer ursprünglichen Zahl dezimiert. Die Nachfahren der untergegangenen Mississippikultur, die Seminolen, Creek, Cherokee, Chickasaw und Choctaw, wurden zwischen 1820 und 1840 mit Gewalt deportiert.

Die Stämme des **Nordostens** lebten ebenfalls in Städten. Sie bauten Mais an, doch auch Fischen und Jagen waren ein wichtiger Faktor. Es gab auch eine gewisse stammesübergreifende politische Organisiertheit. Die Seneca, Mohawk, Tuscarora, Oneida, Cayuga und Onondaga hatten sich zur Union der Sechs Nationen zusammengeschlossen, die der Umsiedlungspolitik der US-Regierung zähen Widerstand bot. EINIGEN WALDLANDINDIANERN GELANG ES, SICH AUF IHREM ANGESTAMMTEN GEBIET ZU BEHAUPTEN, UND SIE HABEN IHRE KÜNSTLERISCHEN TRADITIONEN BIS HEUTE UNGEBROCHEN AUFRECHTERHALTEN.

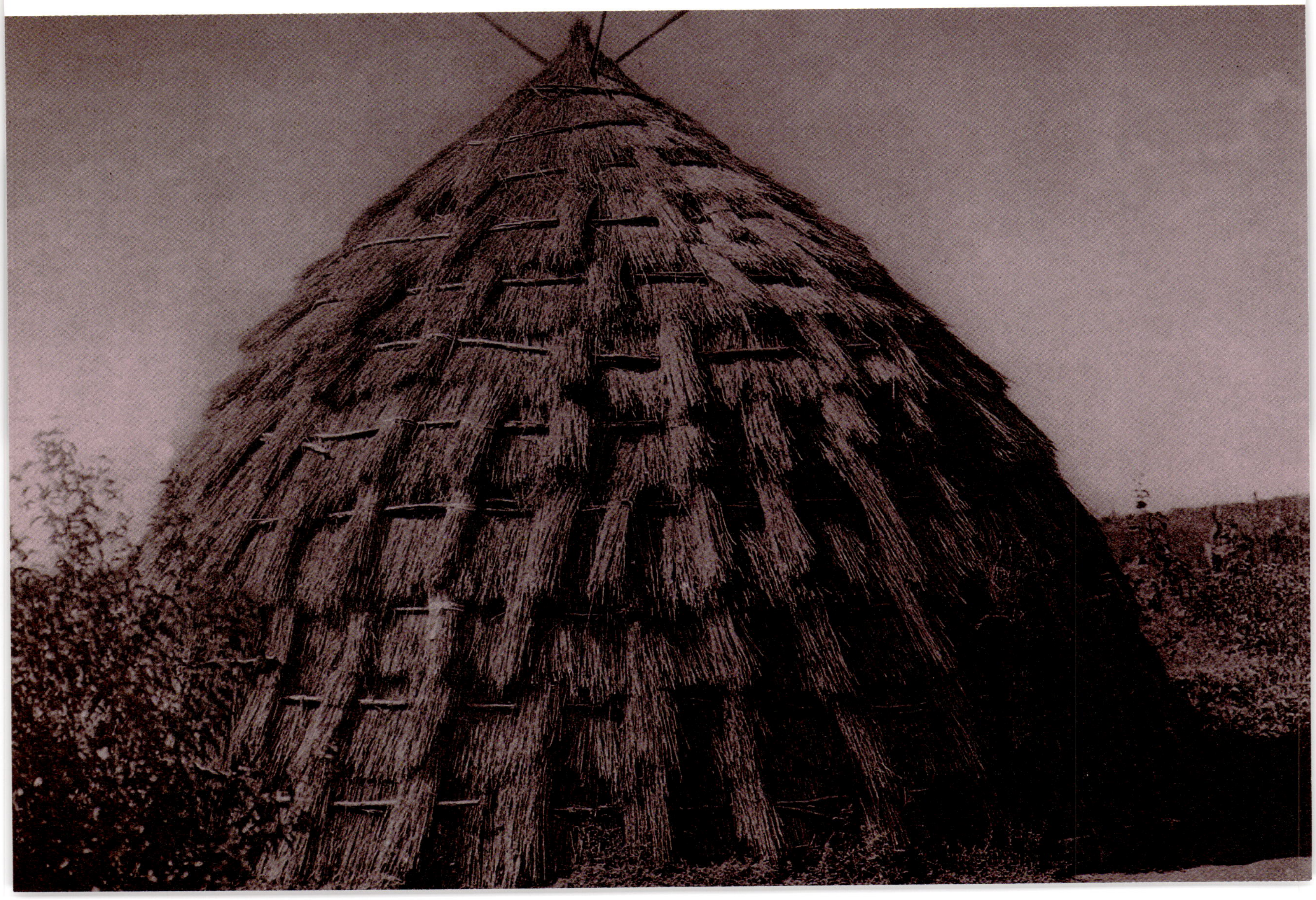

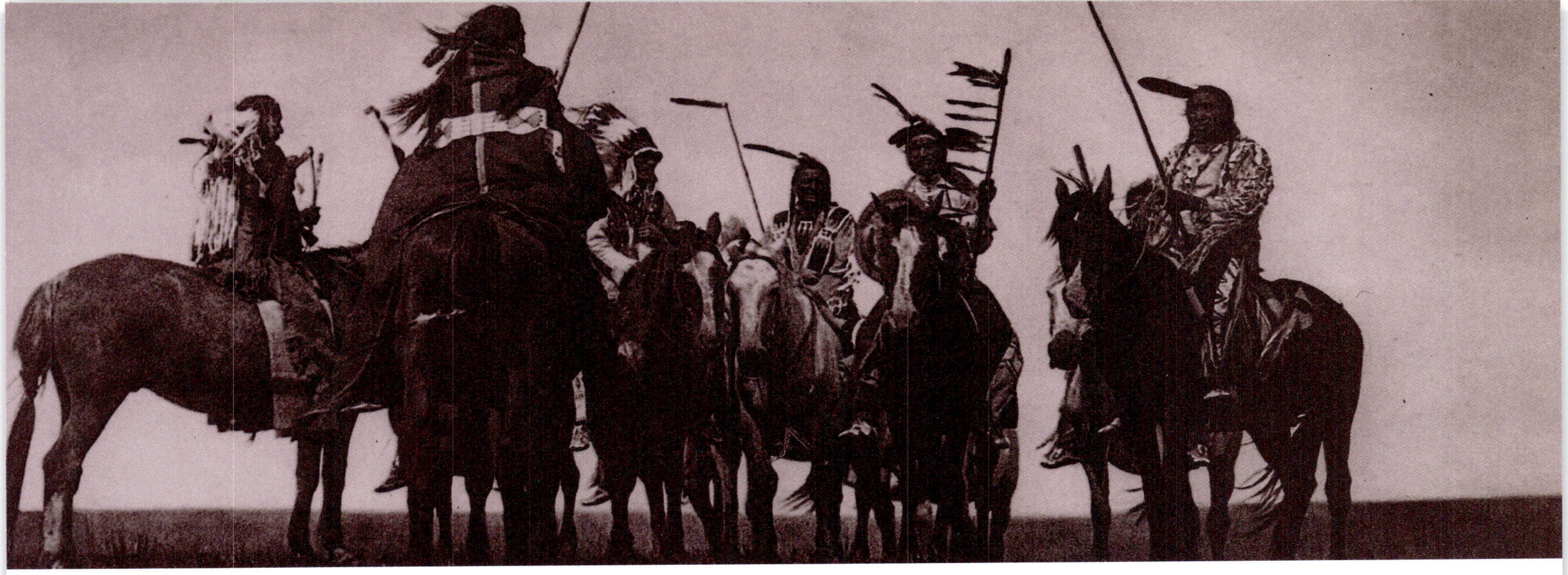

Das Bild, das wir für gewöhnlich im Kopf haben, wenn wir an Indianer denken, ist das durch Hollywoodfilme verzerrte Bild vom Leben der **Plains-** oder Prärieindianer – und zwar aus der Zeit, als sie sich dem Zustrom der Europäer in ihr Stammesgebiet widersetzten. DIE LEBENSWEISE DIESER BISONJAGENDEN REITER WAR JEDOCH KEINESWEGS EINE ALTE INDIANISCHE TRADITION. Als die Weißen zum ersten Mal die Great Plains betraten, waren die dort lebenden Indianer seßhafte Bauern. Die Bisonjagd war nur eine Saisonbeschäftigung, da es keine Möglichkeit gab, den Herden bei ihrer Wanderung über die Plains zu folgen. Aber als infolge des Puebloaufstandes eine große Zahl von Pferden in die freie Wildbahn entkam, wo sie sich stark vermehrten und über den ganzen Kontinent verbreiteten, zog es Indianer aus ganz Amerika in die Plains. SIE BRACHTEN GEWEHRE MIT, die sie von den Franzosen und Engländern erworben hatten.

Diese neuen Gruppen waren den seßhaften Stämmen militärisch überlegen, und rasch entstand eine nomadische, sich auf Bisonjagd und Raubzüge stützende Kultur. Der Handel mit Büffelhäuten brachte Wohlstand und ein Aufblühen der Künste, doch die Katastrophe folgte. Die Bisons wurden von den Weißen so stark bejagt, daß sie bald ausgerottet waren, und DIE US-ARMEE ZERSCHLUG AUCH DEN LETZTEN REST INDIANISCHEN WIDERSTANDES.

Atsina-Krieger von den Great Plains; photographiert 1908 von Edward S. Curtis, einem führenden Chronisten der nordamerikanischen Indianerkultur.

Die Wichita, ein Stamm der Plainsindianer, wohnten in stabilen kegelförmigen Grashütten, die auch zu zeremoniellen Zwecken dienten.

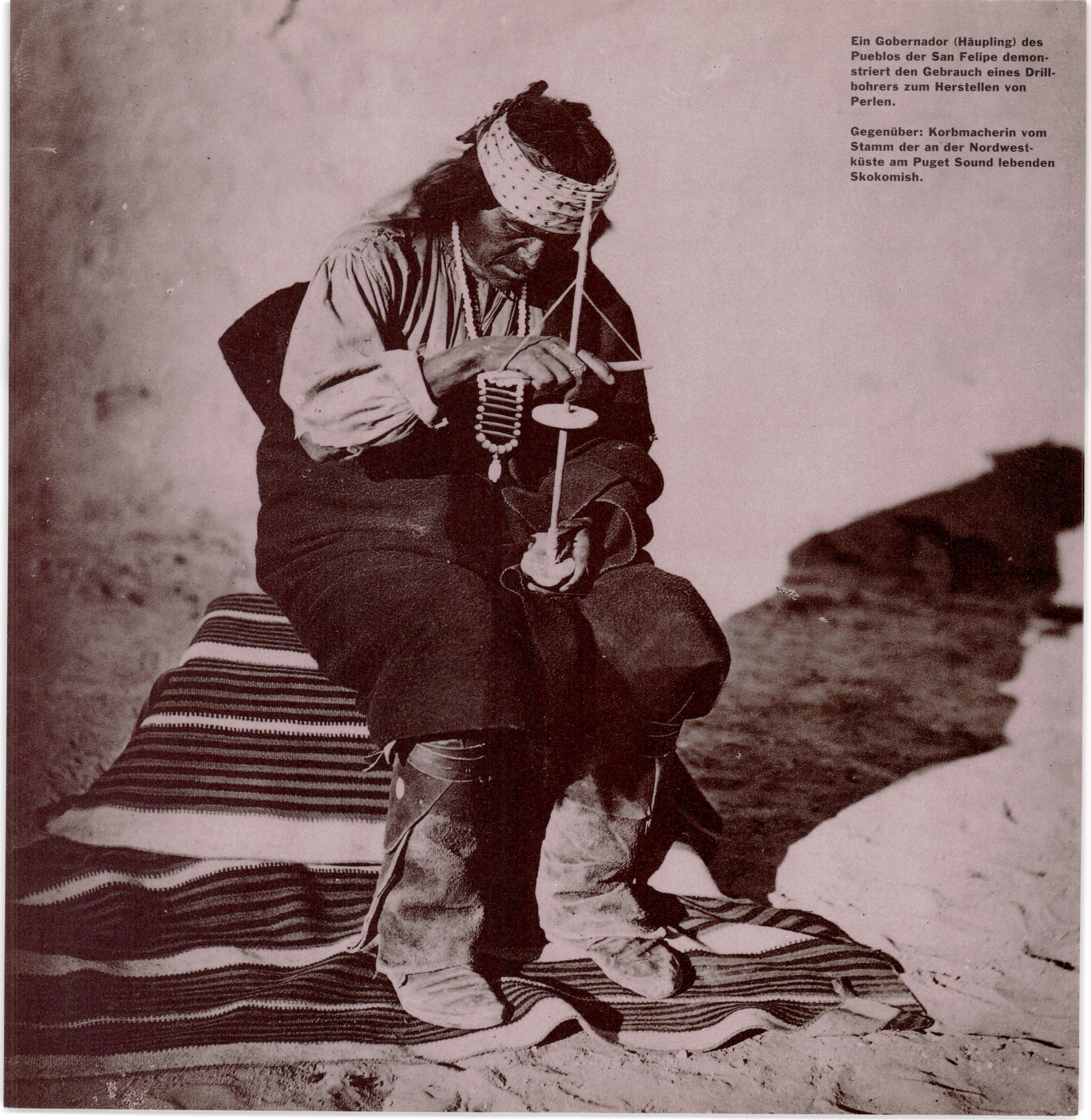

Ein Gobernador (Häupling) des Pueblos der San Felipe demonstriert den Gebrauch eines Drillbohrers zum Herstellen von Perlen.

Gegenüber: Korbmacherin vom Stamm der an der Nordwestküste am Puget Sound lebenden Skokomish.

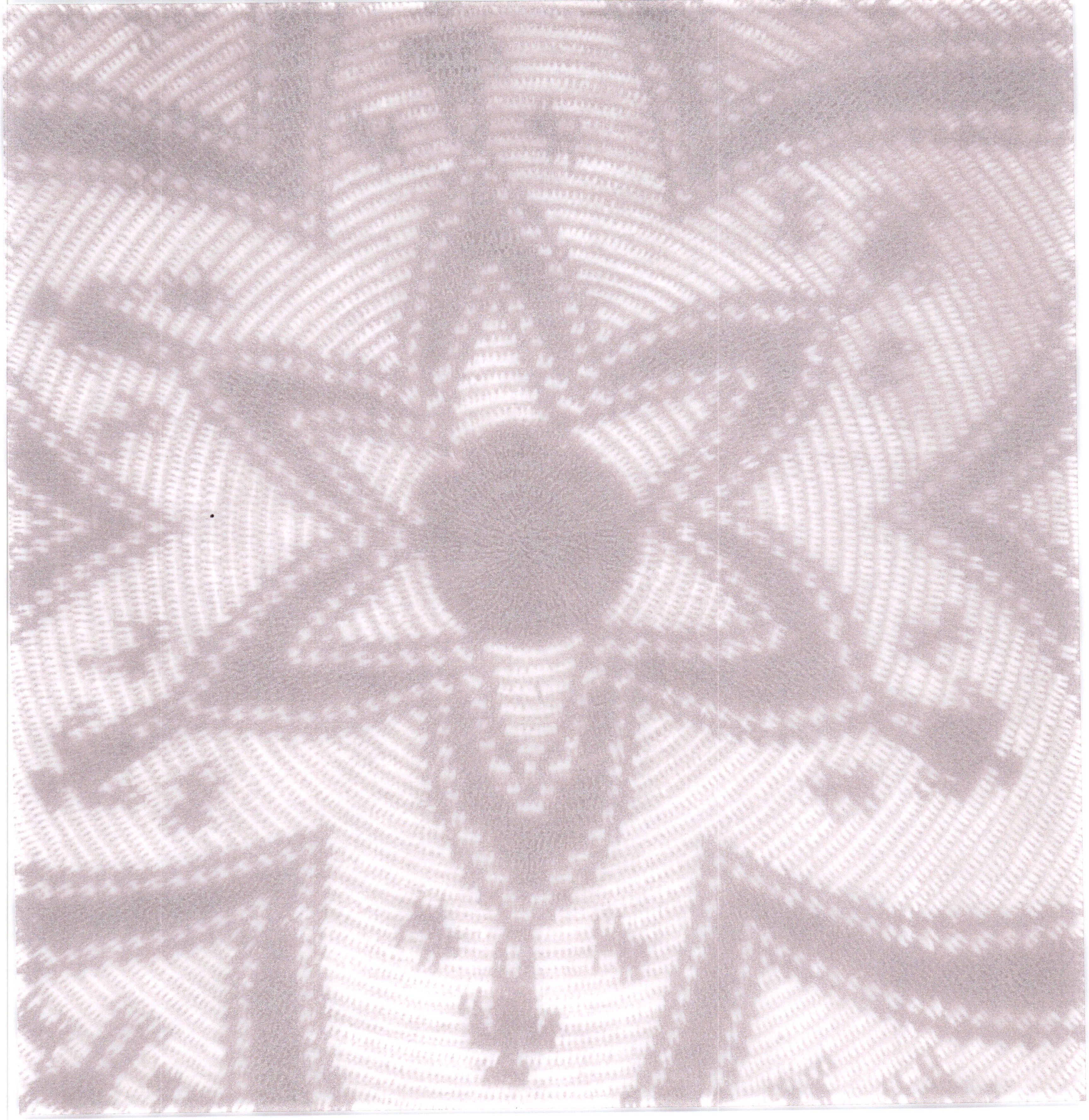

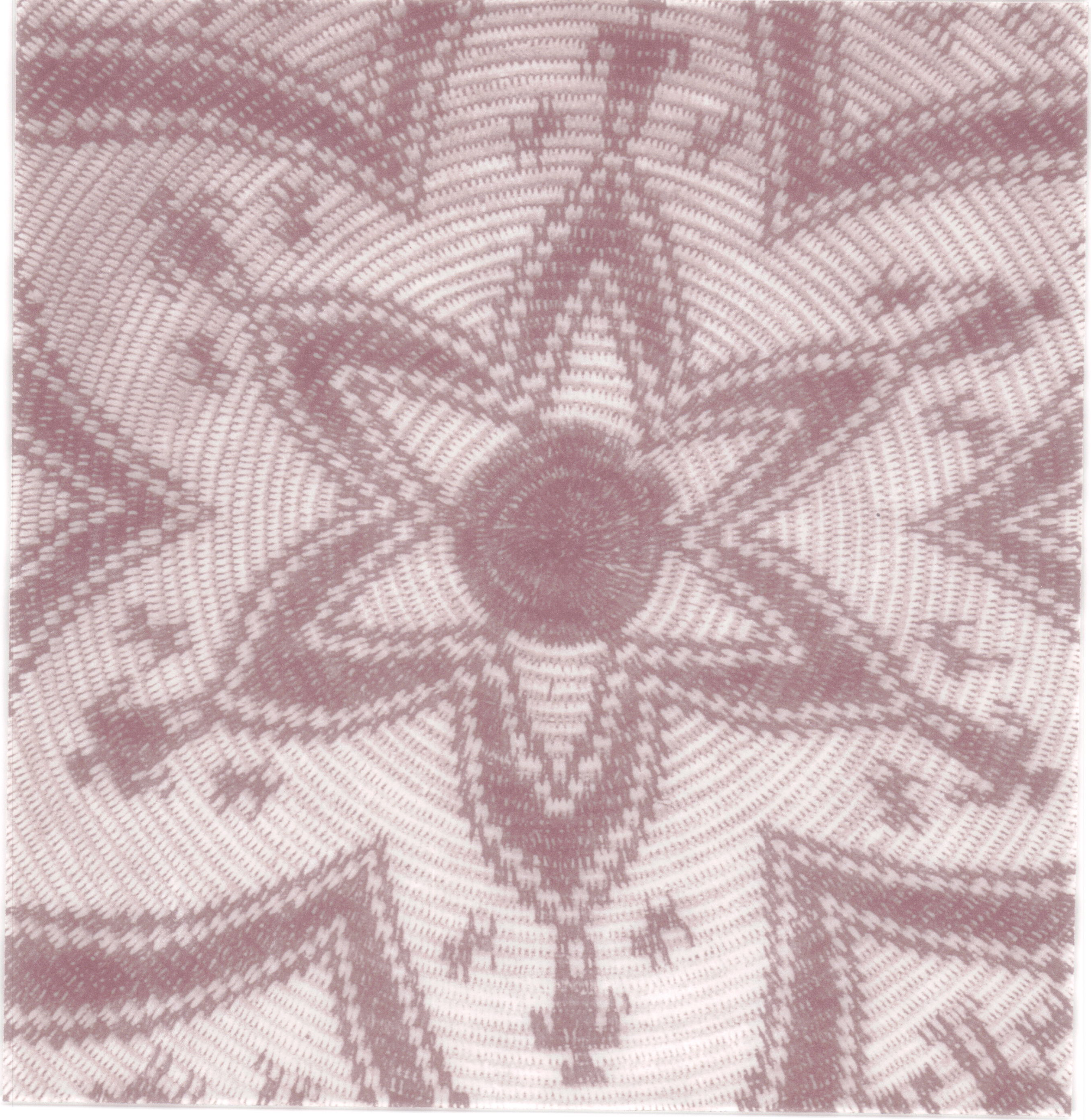

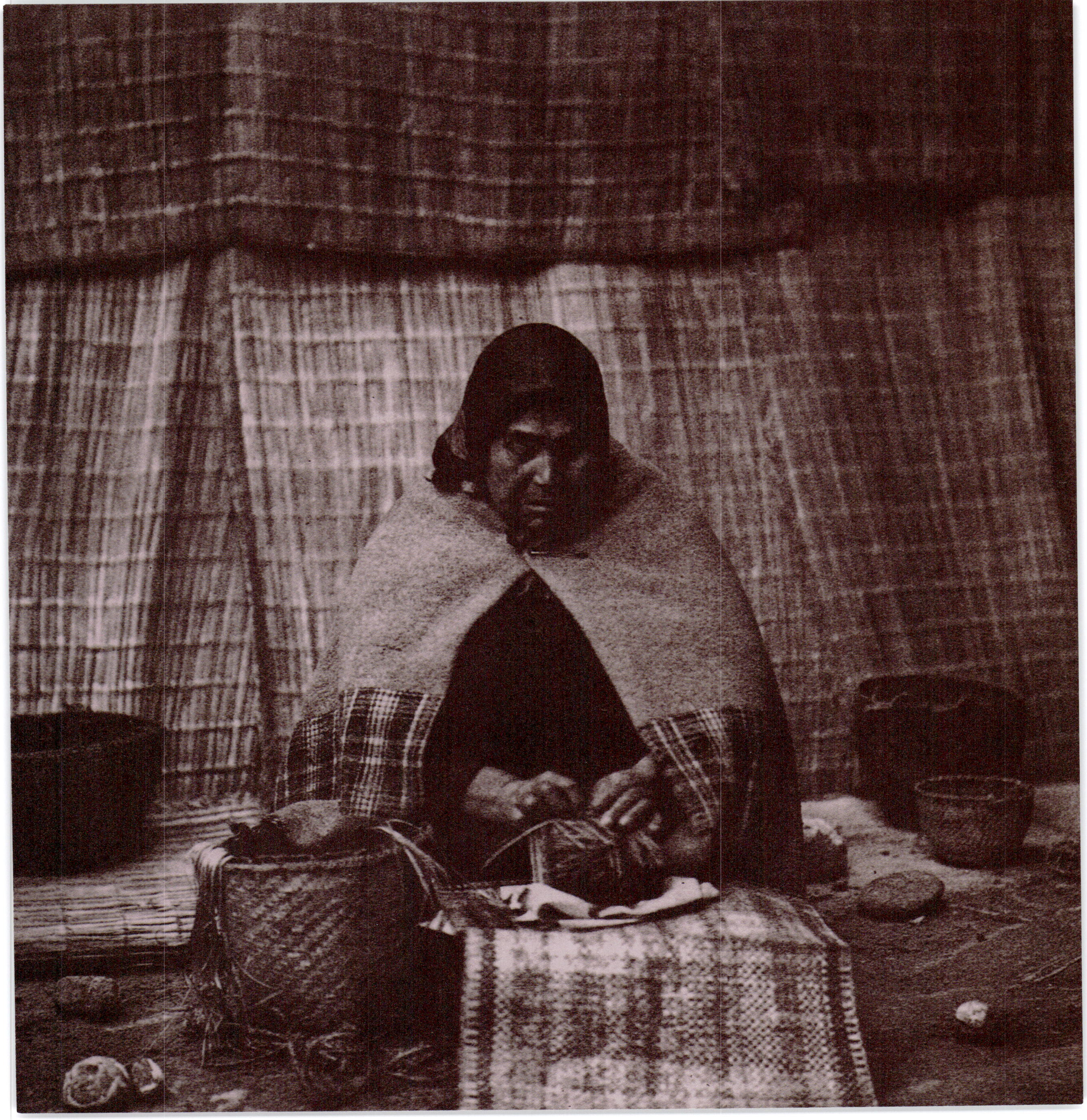

Geschichte der

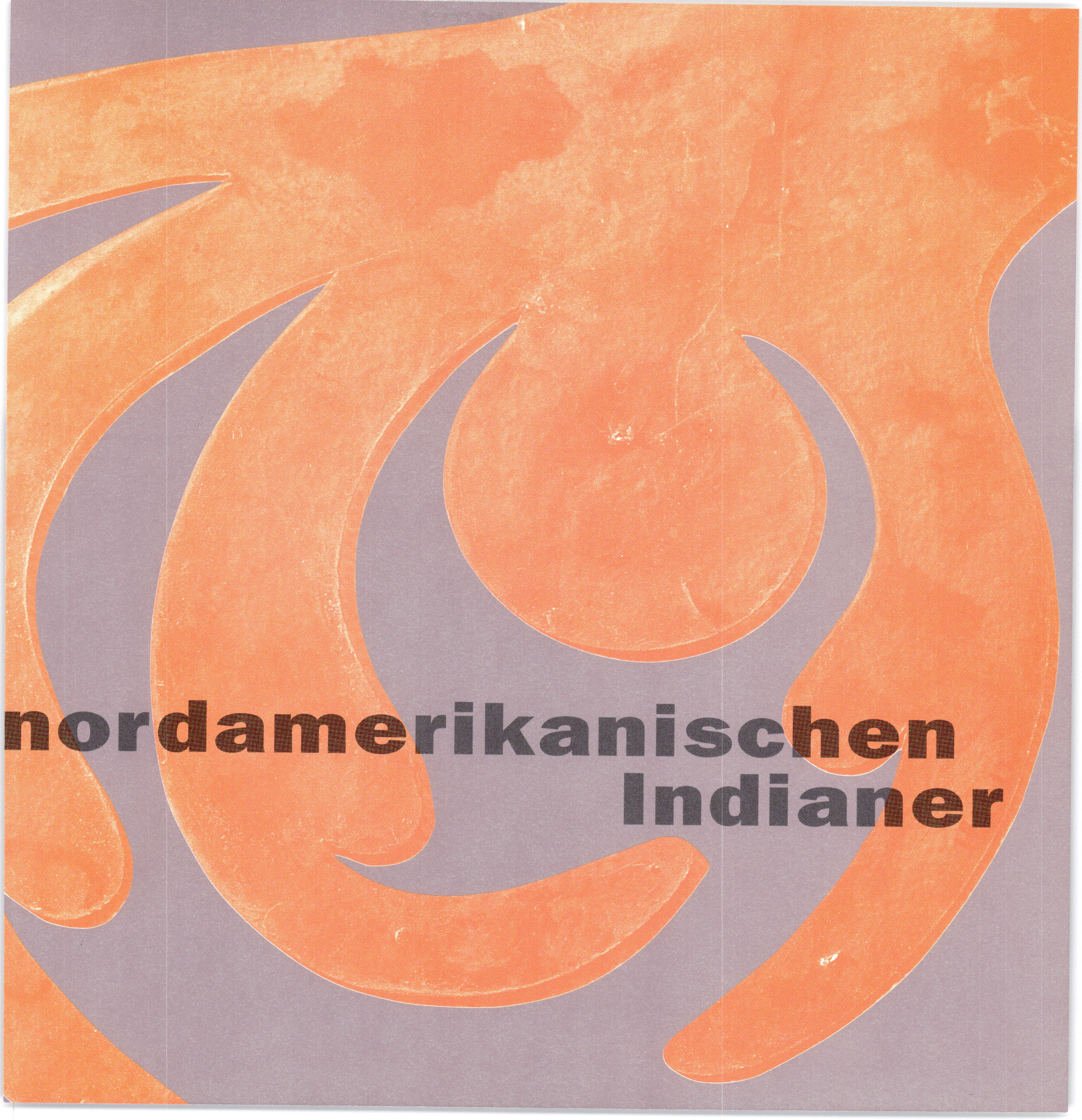
nordamerikanischen
Indianer

Kupfernes Pektorale der Hopewell-Kultur des Ohiotals (Grabbeigabe), die ihre Blütezeit zwischen 300 v. Chr. und 400 n. Chr. hatte.

Aus dem 12. Jahrhundert stammender »Klippenpalast« in einem Felsen bei Mesa Verde in Colorado. Er beherbergte in seinen über zweihundert Räumen mehr als 400 Menschen.

Da die ersten Einwohner Nordamerikas keine Schrift kannten, ist es strenggenommen korrekt zu sagen, ihre Geschichte habe erst 1497 begonnen, als der Entdecker John Cabot zum ersten Mal den Fuß auf den Kontinent setzte. DIE NORDAMERIKANISCHEN INDIANER BESASSEN JEDOCH EINE REICHE TRADITION MÜNDLICHER ÜBERLIEFERUNG, und archäologische Funde beweisen, daß ihre Zivilisation weit älter als zweitausend Jahre ist.

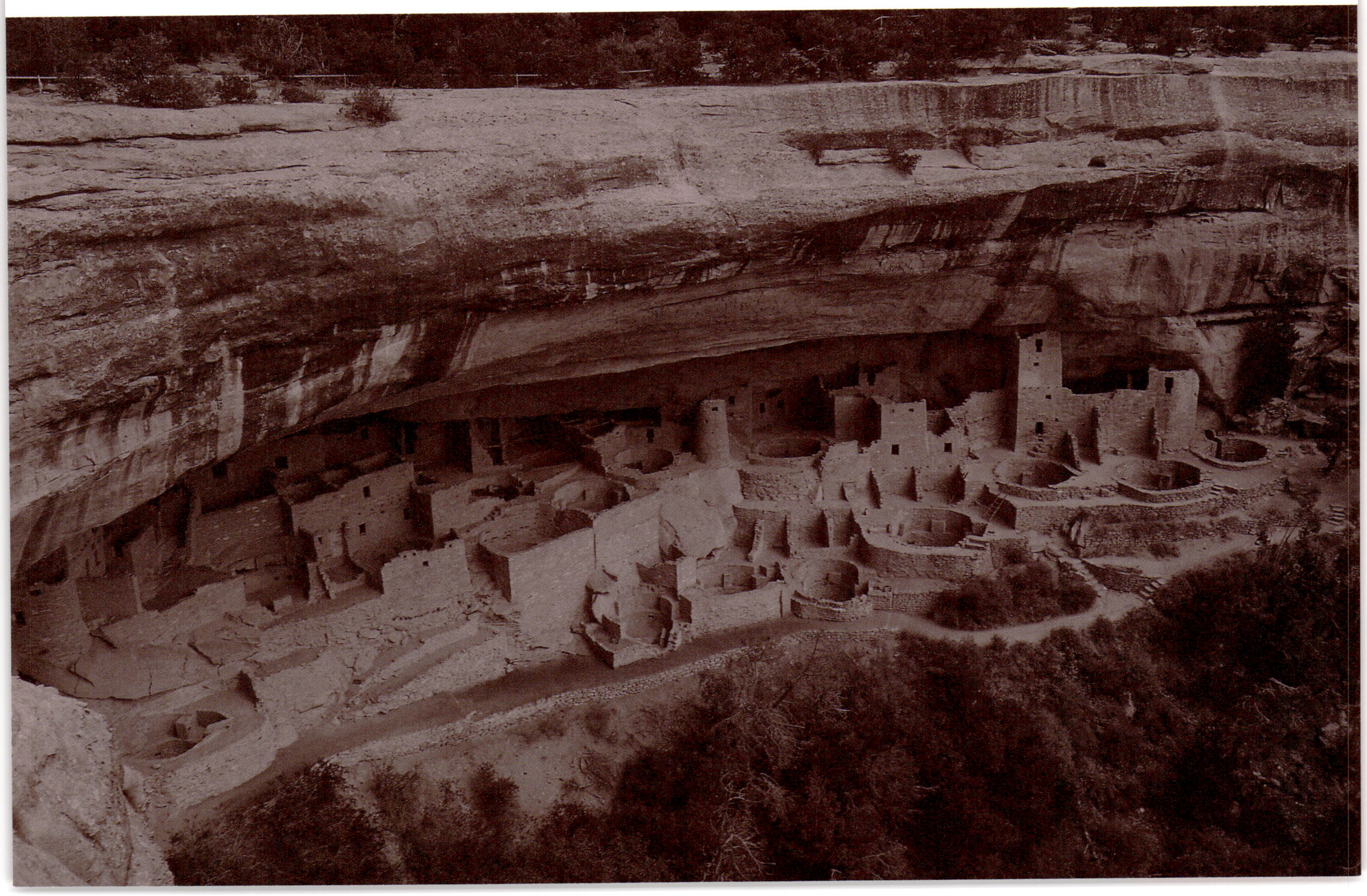

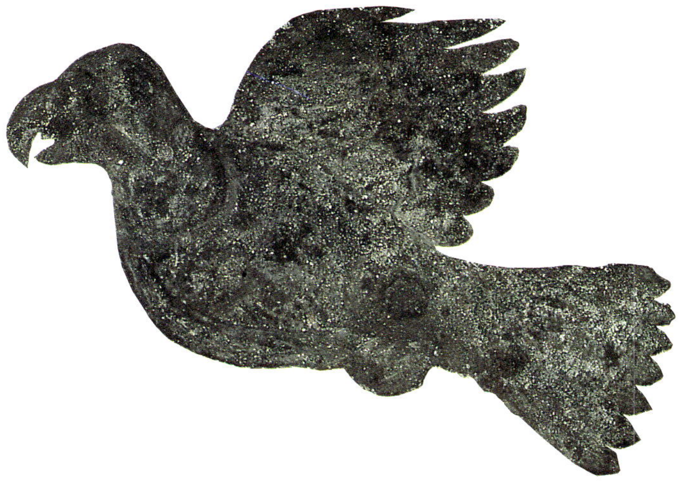

In der mündlichen Überlieferung jedes Stammes gibt es eine Geschichte der »Urmenschen«. VON IHNEN STAMMEN ALLE STÄMME AB, DIE DANN FORTZOGEN, UM IHRE EIGENEN DÖRFER ZU BAUEN, IN JENEM ZEITALTER VOR DER VERNICHTUNG DER UNGEHEUER, DIE EINSTMALS DIE ERDE BEHERRSCHTEN.

Darin liegt eine gewisse Wahrheit. Die Vorfahren der amerikanischen Ureinwohner waren nomadische Jäger asiatisch-mongolischer Rasse, die vor 14000 bis 20000 Jahren, während der letzten Eiszeit, als es noch Mammuts gab, über die damals existierende LANDBRÜCKE AN DER BERINGSTRASSE NACH NORDAMERIKA KAMEN. Das Wasser war damals in Gletschern und Eisschichten gebunden, daher war der Meeresspiegel weitaus niedriger als heute, so daß zwischen Asien und Nordamerika eine Landverbindung bestand.

Das Land zwischen den Kontinenten, Beringia, war baumlos und schneebedeckt, aber es gab genug Gras und andere Vegetation, um Mammuts, Bisons, Rentiere und Karibus zu ernähren. Sibirische Jäger folgten den Tieren, wenn sie von Sibirien nach Alaska zogen. Diese Jäger konnten Feuer machen, hatten domestizierte Hunde und verfügten über eine überlieferte Heilkunde. Kleine Klingen und andere in Alaska und am Yukon gefundene Artefakte ähneln jenen, die man am Baikalsee in Sibirien gefunden hat.

Die ersten Amerikaner lebten vom Jagen, Fischen und Beerensammeln. Sie wohnten in zeltähnlichen Hütten. Von Alaska aus verbreiteten sie sich wahrscheinlich innerhalb nur eines Jahrtausends bis hinunter nach Feuerland an der Spitze Südamerikas. Bevor diese Urindianer den Kontinent besiedelten, gab es in Amerika keine Menschen. Ihre Gene sind mit keiner älteren Rasse vermischt, UND KEINE ANDERE MENSCHLICHE POPULATION HAT SICH ÜBER EIN SOLCH RIESIGES GEBIET VERBREITET.

DIE ANTHROPOLOGEN GLAUBEN, DASS ES DREI GROSSE WANDERUNGSBEWEGUNGEN GAB. Zunächst kamen die Urindianer, die Vorfahren der Eingeborenenvölker Südamerikas und der meisten nordamerikanischen Stämme. In einer zweiten Wanderung kamen die ATHAPASKEN, die Vorfahren der Navajos, der Apachen und verschiedener Stämme der westlichen Subarktis. In der dritten kamen die Eskimos und Aleuten.

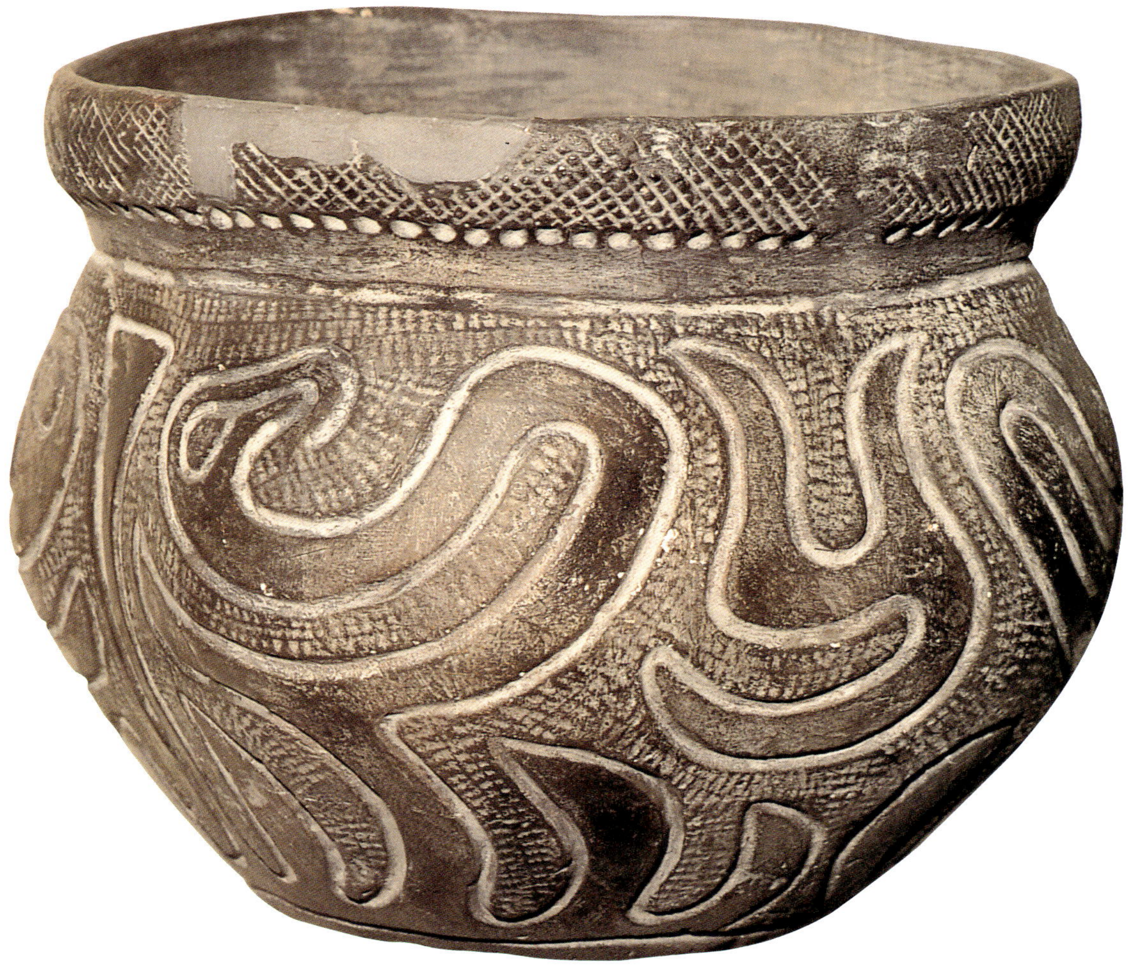

JEDE WELLE BRACHTE IHRE EIGENE **Sprache** MIT SICH – Amerindisch, Na-Dene und Eskimo-Aleut, die drei großen Sprachfamilien, die wir heute kennen. Als die Europäer kamen, HATTEN SICH DIESE DREI SPRACHEN ZU ZWEI- ODER DREIHUNDERT UNTERSCHIEDLICHEN SPRACHEN WEITERENTWICKELT.

Zwischen den Sprachen und den Kulturen der Stämme besteht kein eindeutiger Zusammenhang. Oft haben Stämme, die ganz verschiedene Sprachen sprechen, eine ähnliche Kultur, während andere, deren Sprachen eine gemeinsame Wurzel haben, vollkommen unterschiedliche kulturelle Muster aufweisen.

Um 7000 v. Chr. brach die Landbrücke ab, und die in Amerika lebenden Völker wurden von den sich in der übrigen Welt vollziehenden Entwicklungen abgeschnitten. Kein präkolumbianischer Stamm entwickelte ein Alphabet, auch wenn die Maya, die Azteken und andere mittelamerikanische Völker verschiedene Schriftsysteme entwickelten. Viele der östlichen Stämme Nordamerikas verwandten mnemotechnische Systeme. Die Wampumgürtel der irokesischen Völker zum Beispiel sollten an bestimmte Ereignisse erinnern oder Vertragsabschlüsse festhalten. Hier und da wurde eine einfache Form von Bilderschrift verwandt. Die Rindenmalerei der Ojibwa erzählte Ereignisse in Form von Bildergeschichten. Eskimos machten dasselbe auf Knochen und Elfenbein. Aber im allgemeinen war die Überlieferung der amerikanischen Ureinwohner mündlich, sie oblag jenen Stammesangehörigen, die über ein besonders leistungsfähiges Gedächtnis verfügten.

Die Urindianer der Plains und des nördlichen Waldlands lebten vom **Jagen**. Wo sie ihre Beute getötet hatten, hinterließen sie steinerne Lanzenspitzen und Werkzeuge aus Elfenbein und Knochen. Als vor 10000 Jahren das Mammut ausstarb, wandten sich die Plainsvölker der Bisonjagd zu. Sie töteten die Büffel, indem sie die Herden in Schluchten oder über der Rand einer Klippe trieben. PFEIL UND BOGEN KAMEN AUF DEN PLAINS ERST UM 500 N.CHR. IN GEBRAUCH. Die Waldland-Völker setzten für die Jagd auf kleineres Wild auch Schlingen und andere Fallen ein.

Die an der Küste, an Flüssen oder an den Seen lebenden Völker widmeten sich dem **Fischen**. Sie benutzten mit Gewichten beschwerte Netze, Reusen und Angelhaken. Sie aßen auch Fluß- und Meeresmollusken, zusammen mit Wurzeln, Früchten und Beeren. DAS KOCHEN WURDE IM FREIEN ERLEDIGT. Das Essen wurde in einem Behälter aus Holz, Tierhaut oder Rinde gekocht, in einer Grube gebacken oder über offenem Feuer gegrillt oder geröstet. Die Steinwerkzeuge wurden im Laufe der Zeit durch kupferne Geräte ersetzt. Die frühesten Kupferwerkzeuge wurden am Oberen See gefunden und stammen aus der Zeit um 3000 v.Chr.

Die Grabhügelkultur brachte auch diesen mit stilisierten Vögeln verzierten Topf hervor, der am Mississippi gefunden wurde.

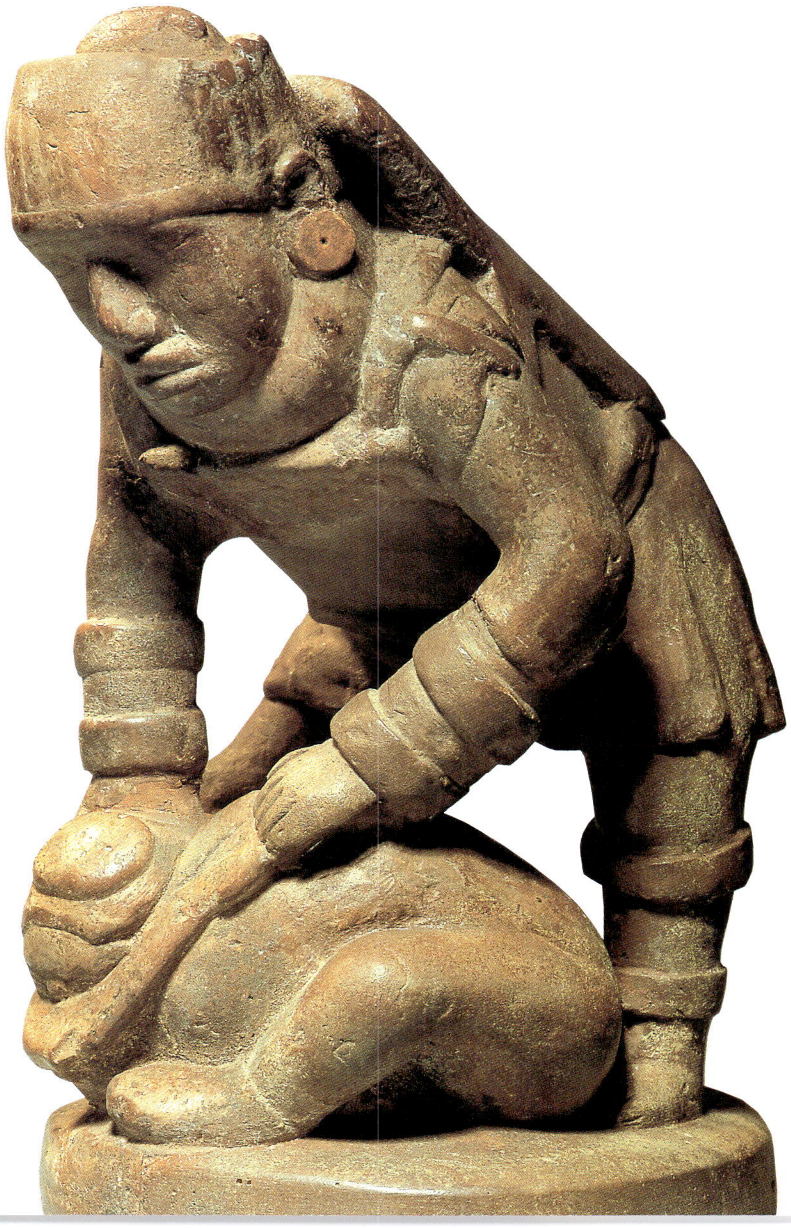

Specksteinpfeife, ca. 1200–1300 n.Chr., gefunden in einem Grabhügel der zur Mississippi-Kultur gehörenden Spiro-Kultur in Oklahoma; sie zeigt einen Krieger, der einen Besiegten enthauptet.

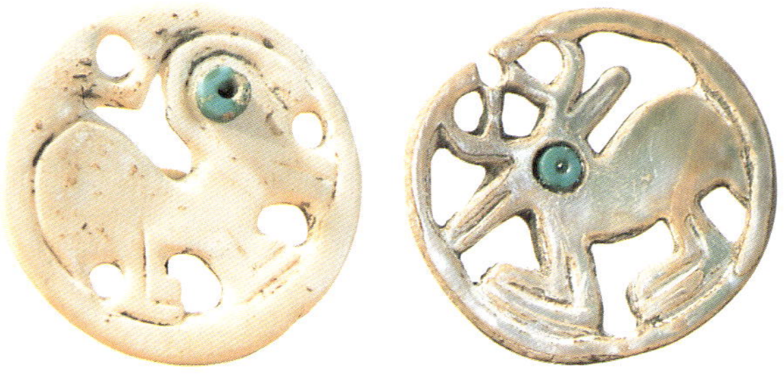

IM SÜDWESTEN ENTWICKELTE SICH BEREITS VOR MEHR ALS SECHSTAUSEND JAHREN MIT DEM ANBAU VON MAIS, KÜRBIS, PAPRIKA UND BOHNEN EINE **Agrarwirtschaft**. Im heutigen Grenzgebiet zwischen New Mexico, Colorado, Utah und Arizona entstanden kleine **Siedlungen**. Ihre Häuser hatten auf Balken ruhende Dächer und ihre Wände bestanden aus mit Lehm beworfenem Flechtwerk.

Um 500 v. Chr. verbreitete sich der Ackerbau bis ins Ohiotal, WO SICH UM 100 V. CHR. DANN GROSSE SESSHAFTE GEMEINSCHAFTEN HERAUSGEBILDET HATTEN, DIE IN WOHLORGANISIERTEN DÖRFERN LEBTEN. Zwischen 700 und 1200 entstand im Tal des Mississippi eine neue Kultur. Im Zentrum der von hölzernen Palisaden umgebenen indianischen Städte erhoben sich große öffentliche Gebäude. Es gab eine organisierte Priesterschaft. Die Herstellung von Keramikgefäßen war allgemein verbreitet, obwohl das Rad vor der Ankunft der Europäer den amerikanischen Ureinwohnern unbekannt war und die meisten Gefäße daher in Wülsttechnik gefertigt waren.

Auch im Südwesten war inzwischen eine landwirtschaftlich ausgerichtete Kultur erblüht. Zwei bedeutende bäuerliche Gesellschaften waren entstanden – die Mogollon-Kultur in New Mexico und dem östlichen Arizona und die Hohokam-Kultur im südlichen Arizona. Während der Pueblozeit von 1050 bis 1300 wurden große, TERASSENFÖRMIGE »KLIPPENHÄUSER« errichtet, die sich an einem steilen Hang oder die Wand einer großen Halbhöhle hinaufzogen und mehrere hundert Zimmer enthielten. Ganze Dörfer konnten in einem solchen Haus wohnen. Doch nach einer langen Trockenperiode begannen die Bewässerungssysteme zu versagen, so daß die großen Häuser zwischen 1300 und 1700 verlassen wurden und die Pueblovölker nach Süden oder Osten zogen.

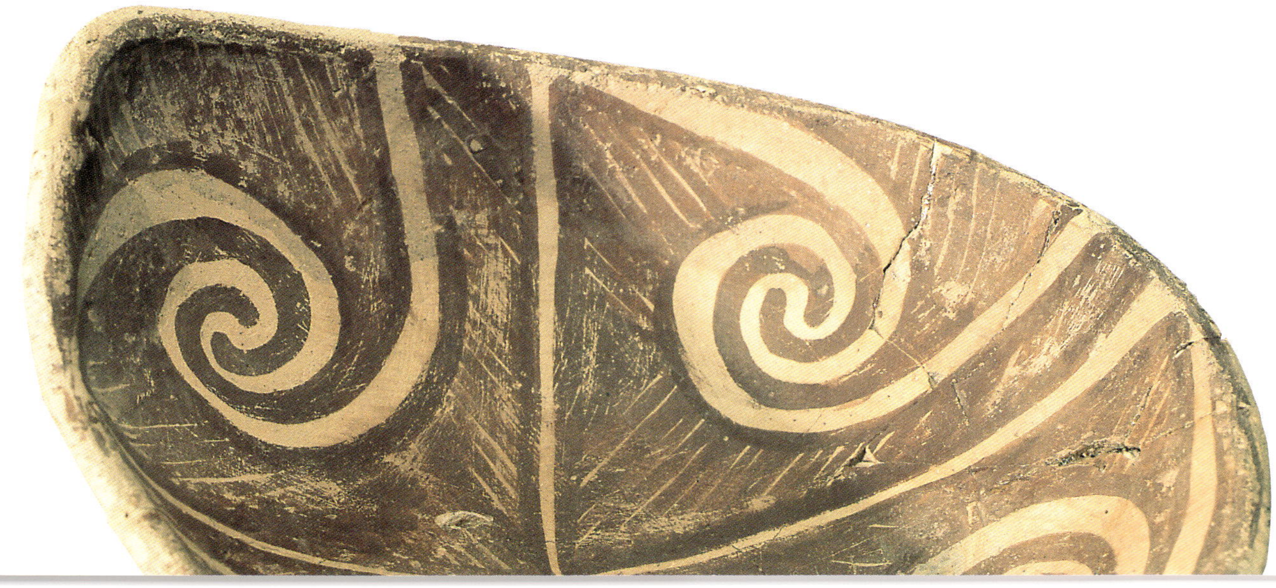

Anhänger aus Abalonenschalen mit Vogel- und Hirschmuster, Sinagua, ca. 1200 n. Chr.

In Kupfer getriebenes Gesicht, typisch für den »Southern Cult«, 9. Jahrhundert n. Chr., Mississippi-Kultur.

Detail einer Keramikschüssel, Hohokam-Kultur, ca. 500-900 n. Chr., gefunden bei Snaketown, Arizona.

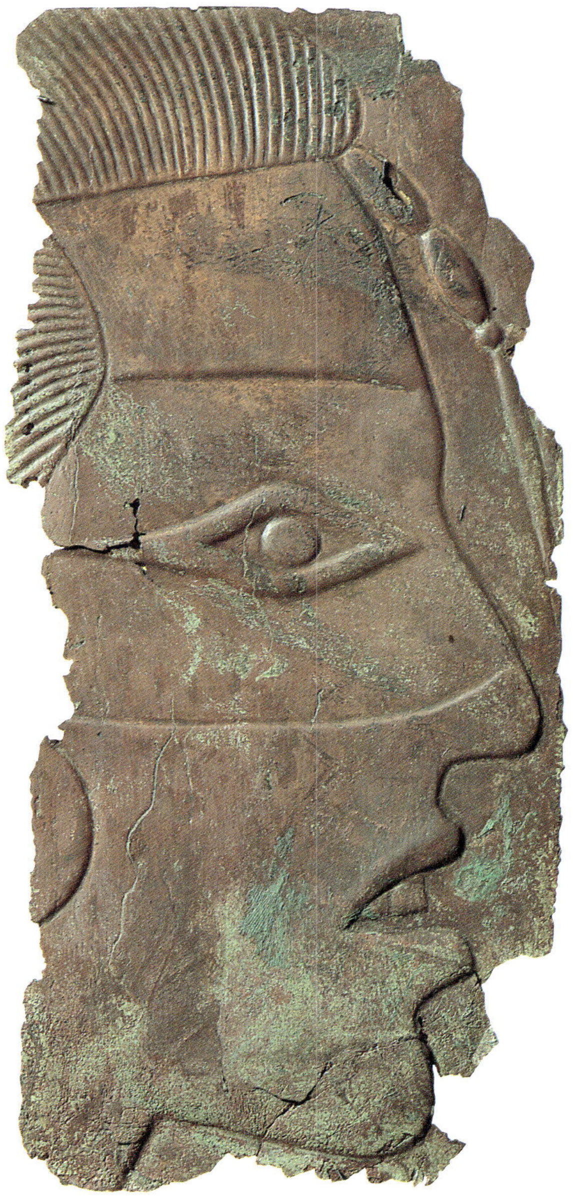

DIE ANKUNFT EINER GROSSEN ZAHL VON **Europäern** WÄHREND DES 17. JAHRHUNDERTS BEDEUTETE DAS ENDE DIESER INDIANISCHEN KULTUR.

Die Spanier versuchten die amerikanischen Ureinwohner zum Christentum zu bekehren und steckten sie in Reservate. Die Franzosen trieben mit den Indianern Handel. Das veränderte jedoch die indianische Ökonomie, denn die Indianer begannen nun, Artefakte nicht mehr wegen ihres Gebrauchswerts herzustellen, sondern als zum Verkauf bestimmte Waren. Die Engländer erklärten 1763 alle Gebiete westlich der Appalachen zu indianischem Territorium. Doch nach dem Unabhängigkeitskrieg bemächtigten sich die europäischen Einwanderer unaufhaltsam der indianischen Gebiete, und der größte Teil der noch lebenden amerikanischen Ureinwohner sah sich schließlich IN EINEN DÜRFTIGEN STREIFEN LAND IM HEUTIGEN OKLAHOMA DEPORTIERT.

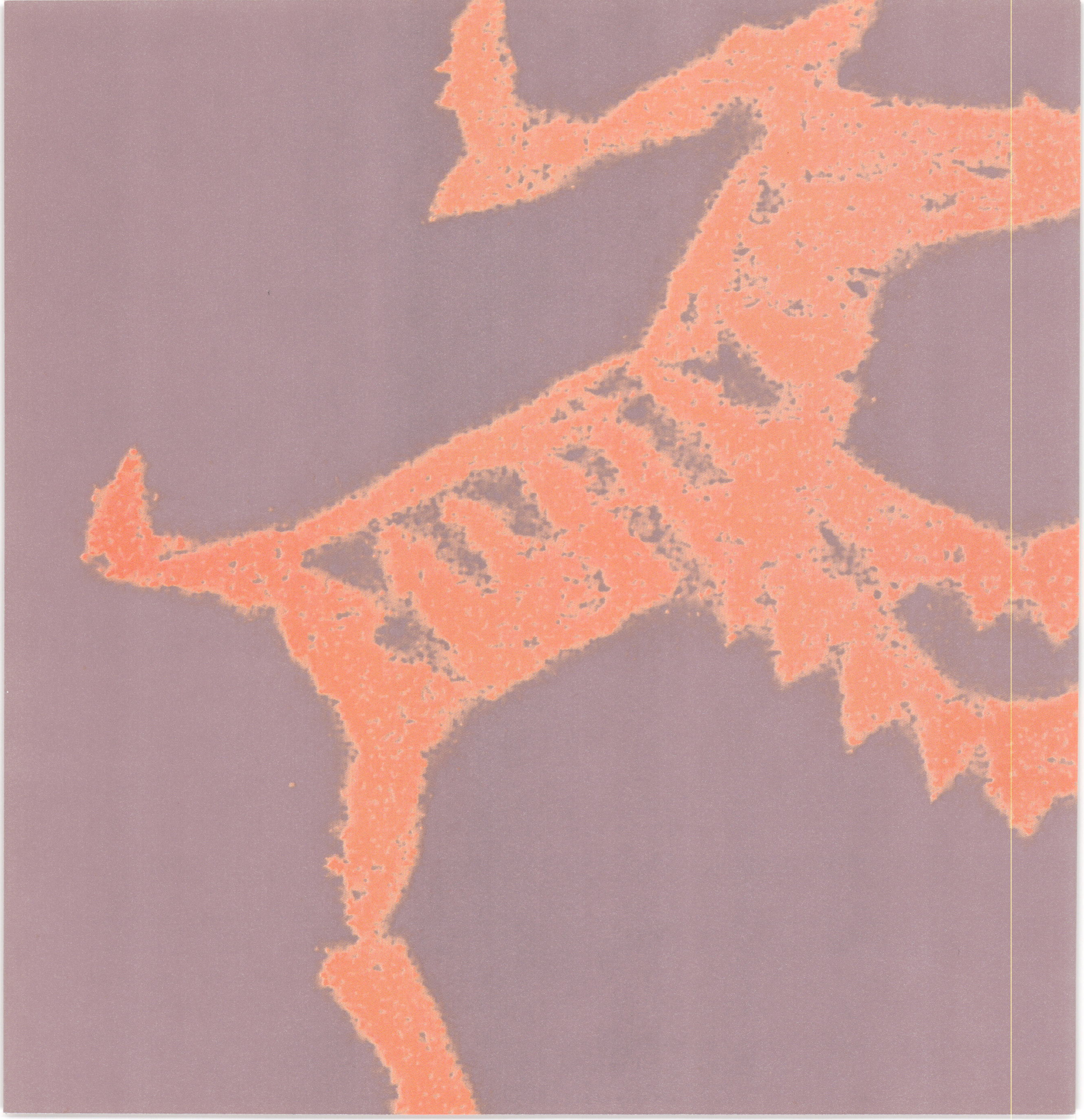

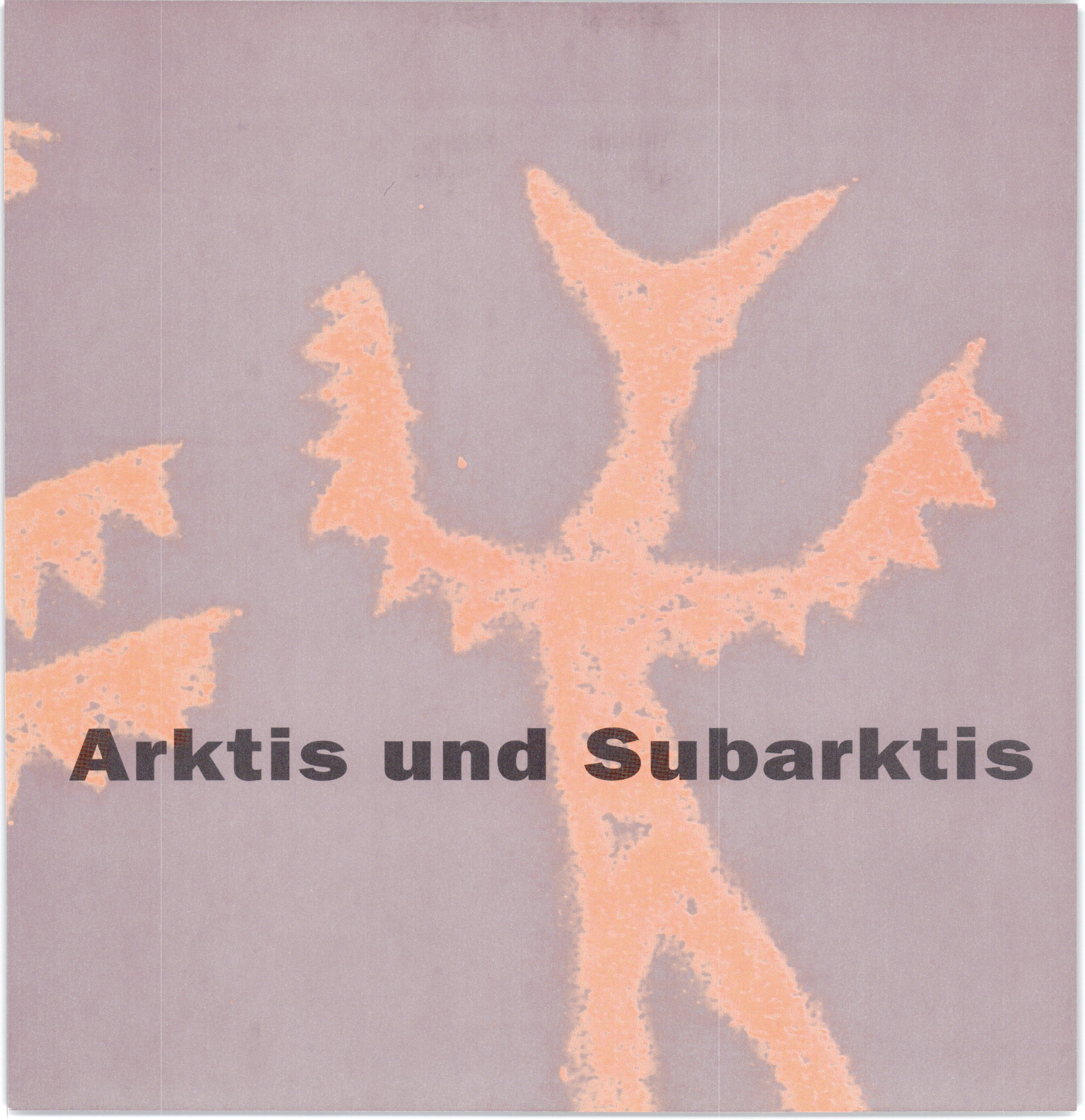

Arktis und Subarktis

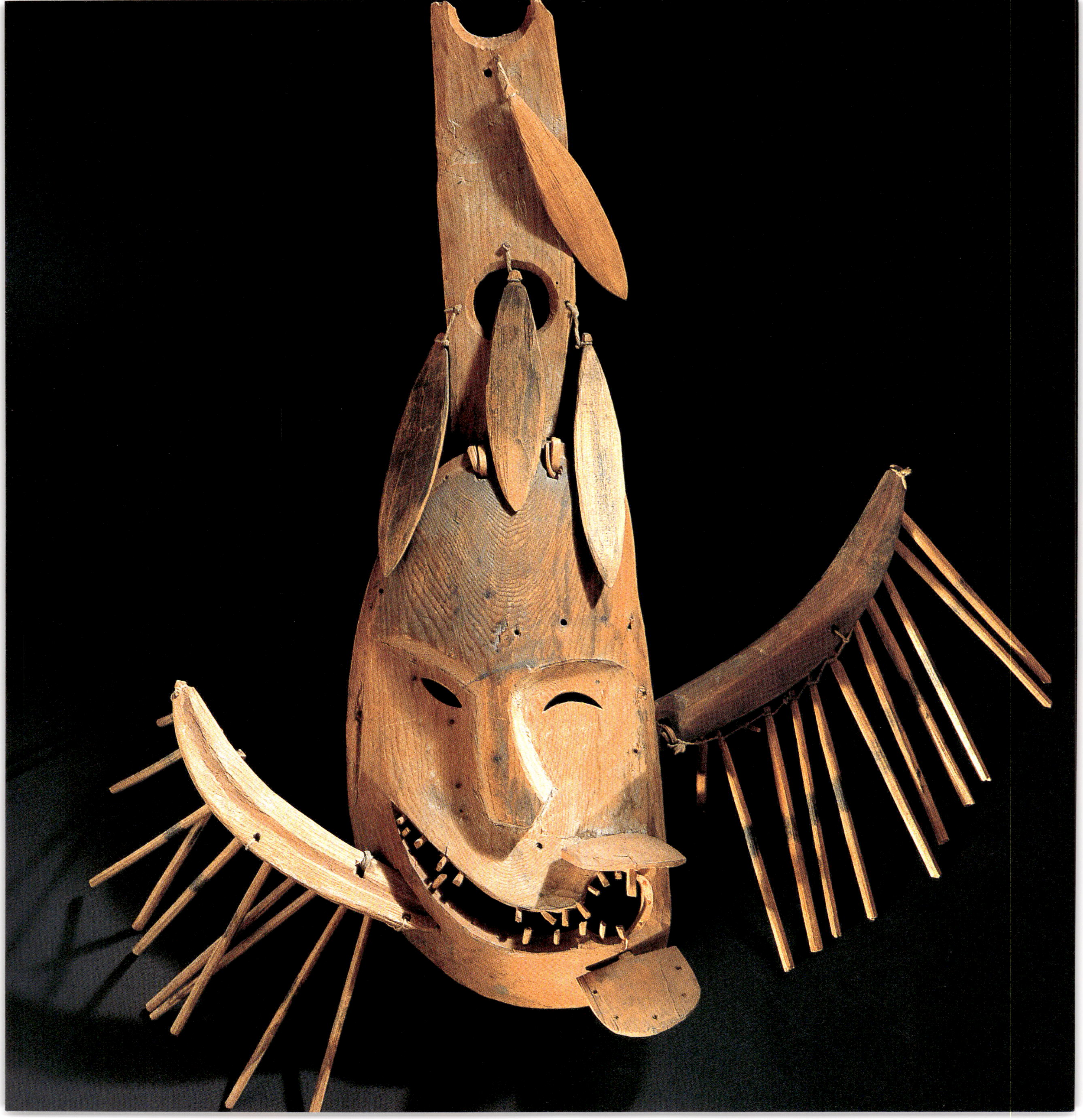

Pfeilschaftbegradiger der Inuit (Eskimos) aus Walroß-Elfenbein, dessen geschnitzte Verzierung einen schamanistischen Jagdzauber darstellt.

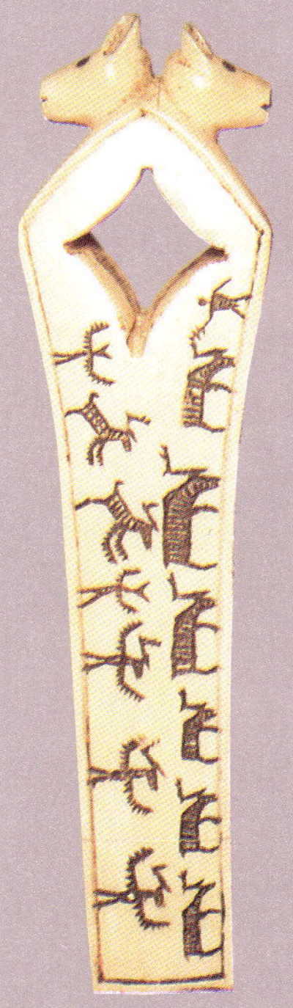

Die Eskimos und Aleuten waren begeisterte Bildschnitzer. Sie liebten es, Knochen, Elfenbein und Holz zu bearbeiten, und ergriffen jede Gelegenheit, um einen Gebrauchsgegenstand wie einen Knebel oder einen Häuteschaber in ein Miniaturtier oder ein menschliches Gesicht zu verwandeln.

Schon immer schnitzten sie auch Gegenstände, die nicht für den alltäglichen Gebrauch bestimmt waren und zumeist eine menschliche Gestalt oder Tiere darstellten. Stilistisch gibt es kaum eine Entwicklung, von den ältesten gefundenen Artefakten bis ins 19. Jahrhundert hinein begegnet man der gleichen Form, erst der regelmäßige Kontakt mit den Europäern hatte die Entwicklung neuer Stilrichtungen zur Folge.

Die Eskimovölker schnitzten lieber Tiere als Menschen. Das ist jedoch nicht weiter verwunderlich, denn schließlich lieferten die Tiere ihnen praktisch alles, was sie zu ihrem Lebensunterhalt brauchten. DIE ESKIMOS GLAUBTEN, SIE HÄTTEN IHR LEBEN DER GROSSZÜGIGKEIT DER TIERE ZU VERDANKEN, DIE SICH SELBST DEN MENSCHEN AUS FREIEN STÜCKEN SCHENKEN WÜRDEN. Als Gegenleistung hatten die Menschen alles in ihrer Macht Stehende zu tun, um die Tiere gut zu behandeln und zu ehren.

Walroßelfenbein und Knochen wurden von den Eskimos auch zur Buchführung und zu Aufzeichnungen in einer Art Bilderschrift verwendet. Zur Bearbeitung der Oberfläche benutzten sie schon vor der Ankunft der Europäer Werkzeuge aus Stahl. Die Kenntnis der Technik der Stahlgewinnung war auf dem Weg über China und Sibirien zu ihnen gedrungen. Die Eskimos waren die ersten Menschen auf dem amerikanischen Kontinent, die dieses Material verwendeten, und es gibt Beispiele für mit Stahl gearbeitete Schnitzereien, die auf das erste Jahrhundert nach Christus datiert werden. Die eingeritzten Linien wurden anschließend mit einer Mixtur aus Öl und verbranntem Gras eingefärbt.

Eskimomaske aus Südwestalaska, ein übernatürliches Wesen darstellend. Wenn ein Eskimo bei einem Fest eine solche Maske anlegte, wurde er von dem in ihr repräsentierten Geist erfüllt.

Diese Methode wurde auch benutzt, um die Rüstungen aus Knochenplatten zu schmücken, die die Eskimos Alaskas trugen, wenn sie in den Krieg mit ihren sibirischen Vettern zogen. Auf den erhaltenen

Platten sind Jagd- und Kampfszenen zu erkennen. Menschen werden in Form piktographischer Strichzeichnungen dargestellt, und es deutet einiges darauf hin, daß die abgebildeten Szenen von dem besonderen Ereignis berichten, das den Krieg auslöste.

NACH DER ENDE DES 18. JAHRHUNDERTS ERFOLGTEN EINFÜHRUNG DES TABAKRAUCHENS WURDEN AUCH PFEIFEN AUS ELFENBEIN EIN MEDIUM ZUM ERZÄHLEN VON GESCHICHTEN. Obwohl die Tabakpflanze ein in Amerika heimisches Gewächs ist, gelangte der Tabak erst nach einer Reise um die ganze Welt zu den Eskimos. Kolumbus brachte ihn zunächst nach Spanien, dann verbreitete sich die Sitte des Rauchens langsam über ganz Europa und Asien, bis sie über russische und sibirische Händler schließlich auch in Alaska Einzug hielt.

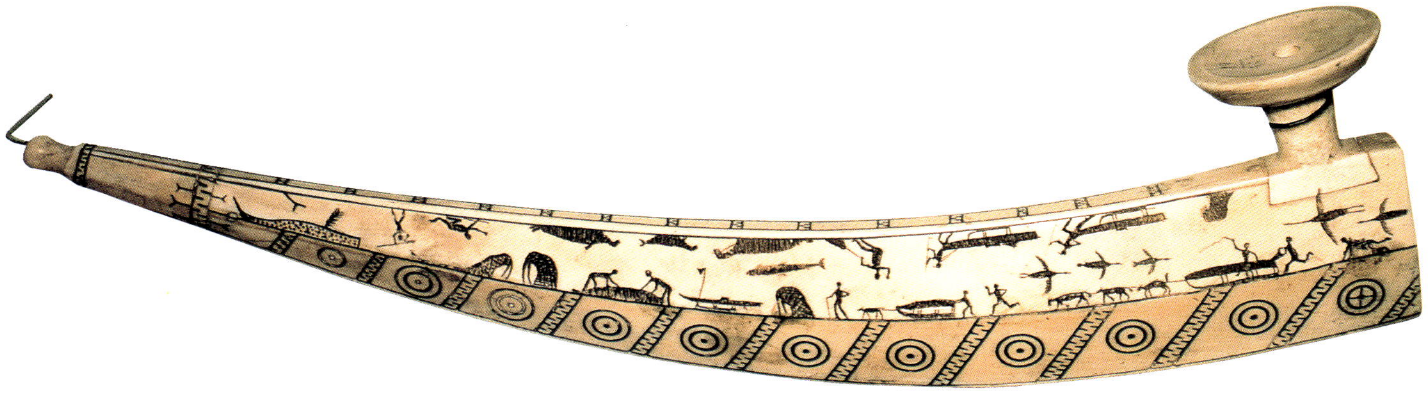

Elfenbeinpfeife der Eskimos, auf typische Weise mit Jagdszenen verziert.

Grün und weiß bemalte hölzerne Maske der Yupic-Eskimos; ähnliche Masken werden von Eskimos noch heute geschnitzt.

Auf Pfeifen waren oft Jagdszenen abgebildet, die sich an Land, auf dem Eis oder auf hoher See abspielten, aber manchmal auch schamanistische Rituale oder Mythen – allerdings gibt es keinen Beleg dafür, daß das Tabakrauchen bei den Eskimos auch in religiösen Kontexten eine Rolle spielte oder eine religiöse Bedeutung besaß, wie es bei anderen amerikanischen Ureinwohnern der Fall war.

MASKEN hingegen waren ein wesentlicher Bestandteil religiöser Rituale und zeremonieller Tänze. Sie wurden unter Anleitung des Schamanen geschnitzt und stellten in der Regel den persönlichen Schutzgeist eines Eskimos dar, der zumeist der Geist des von ihm gejagten Tieres war. Manchmal waren Masken aus mehreren Bildern zusammengesetzt und repräsentierten ein ganzes Spektrum von Geschöpfen und Naturphänomenen. Manche hatten ein Türchen, das durch den Zug an einer Schnur aufgeklappt werden konnte, so daß der Tänzer einen sich in dem Geist verbergenden anderen Geist enthüllen konnte.

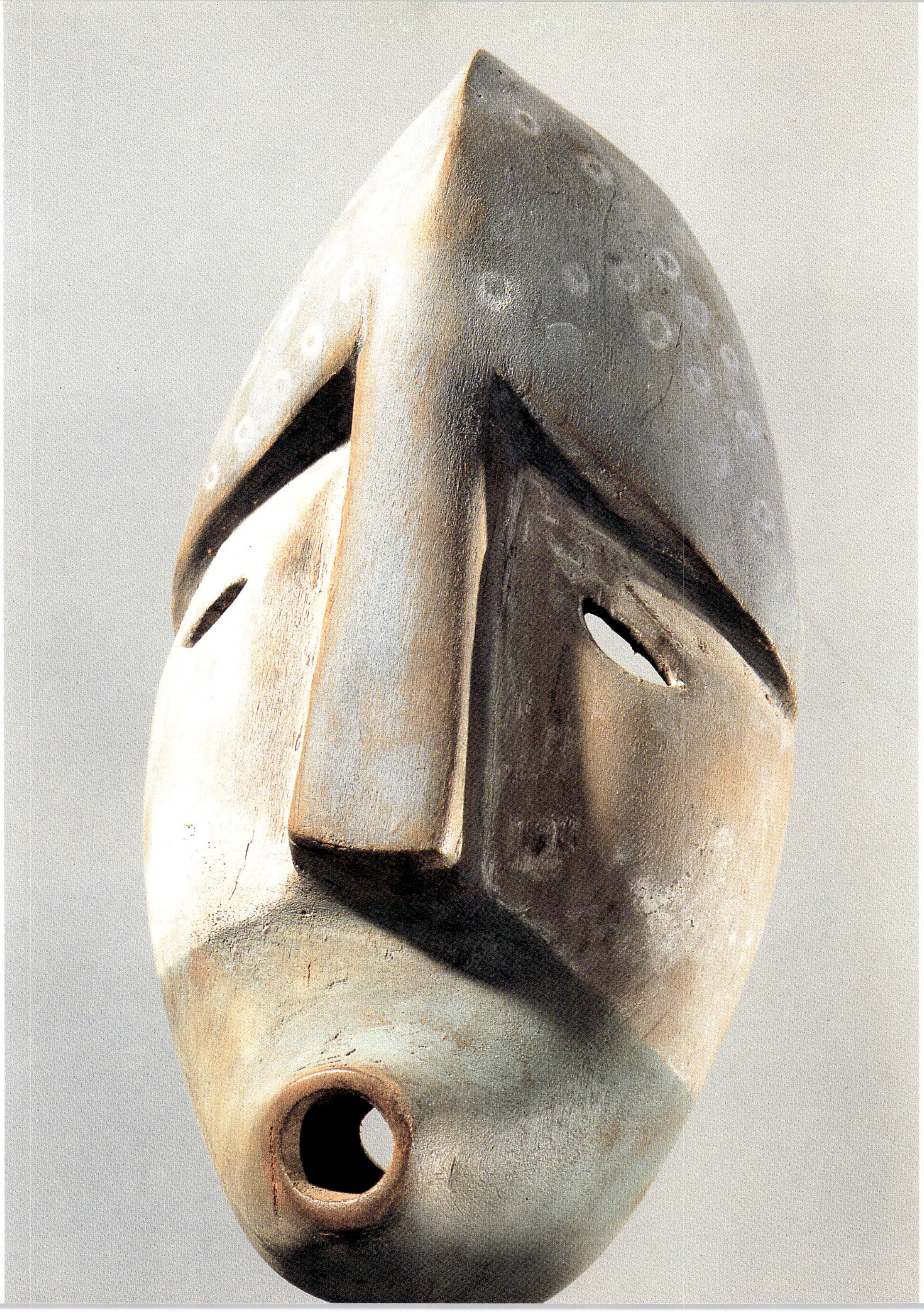

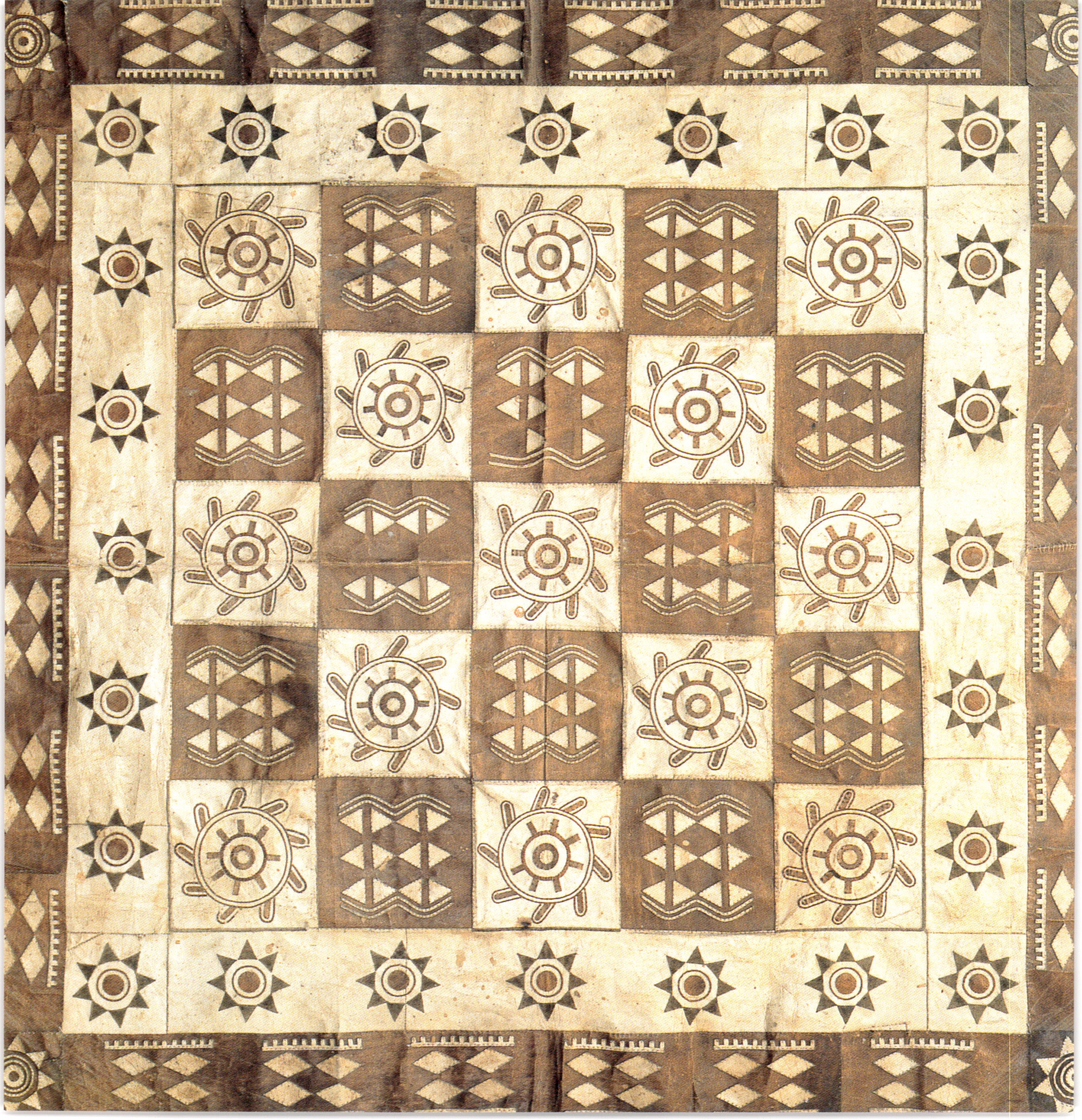

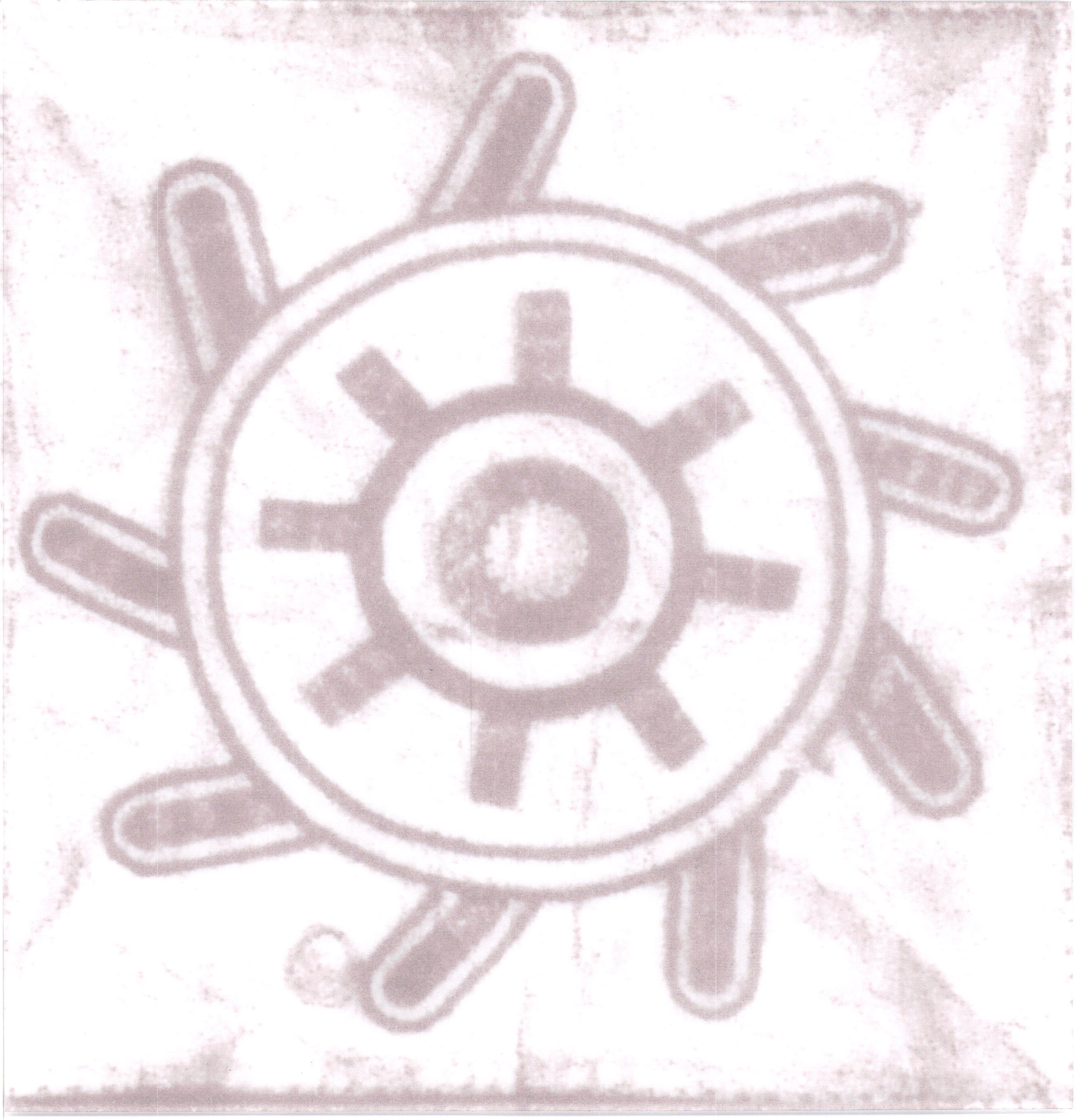

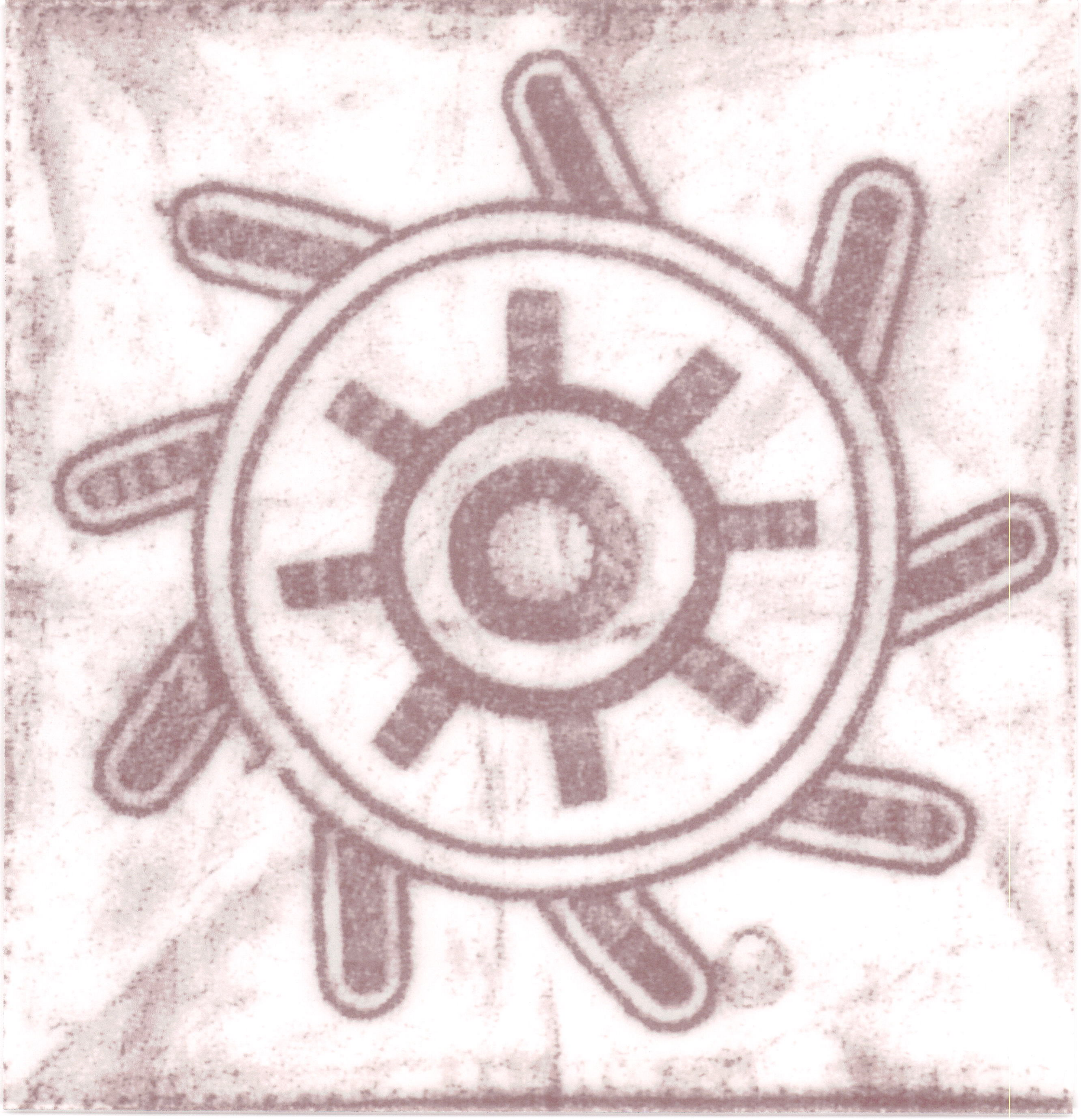

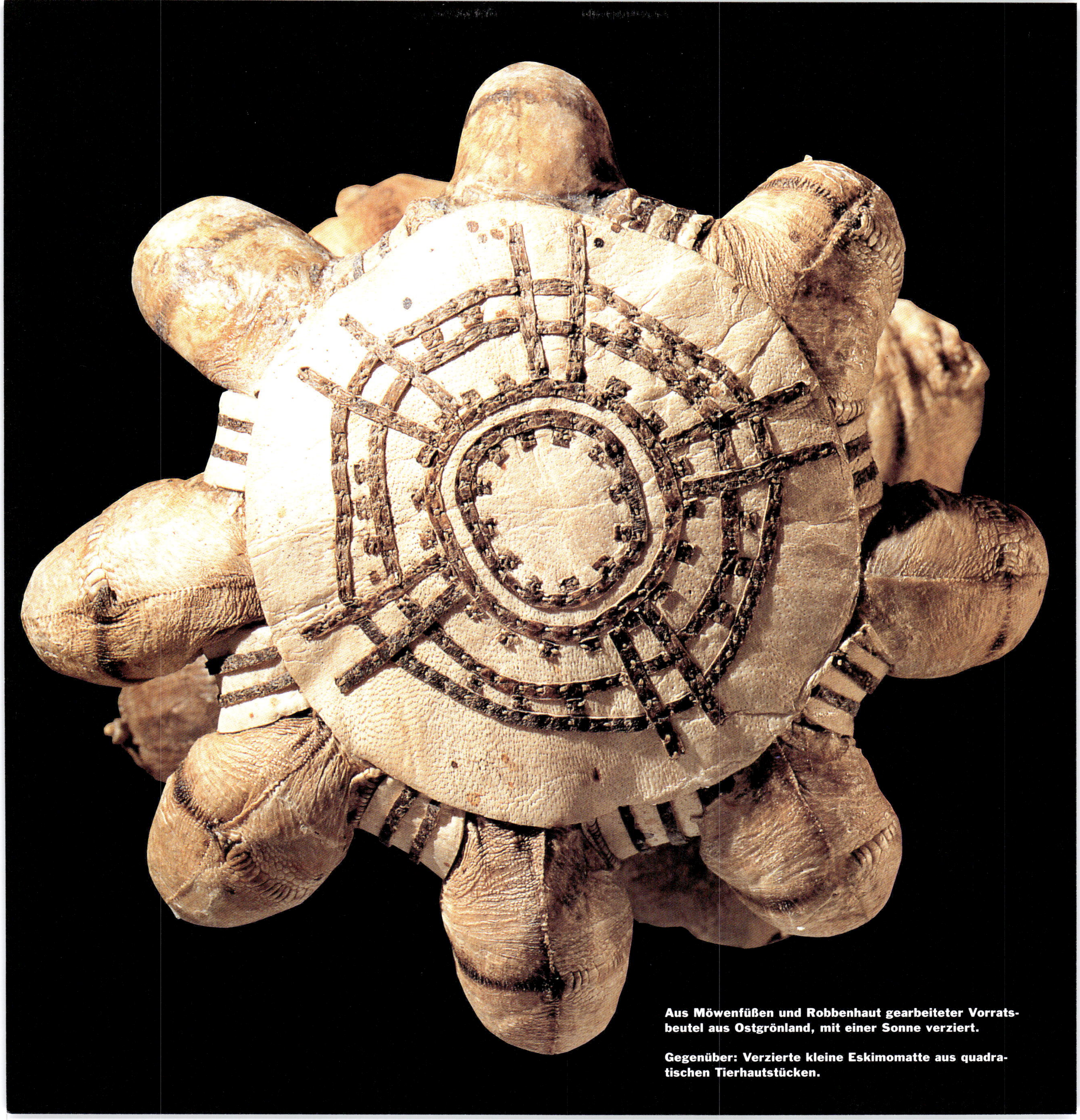

Aus Möwenfüßen und Robbenhaut gearbeiteter Vorratsbeutel aus Ostgrönland, mit einer Sonne verziert.

Gegenüber: Verzierte kleine Eskimomatte aus quadratischen Tierhautstücken.

Karibus, Vögel, Walrösser, Wale, Robben, Seeotter und Fische sowie Ahnen und übernatürliche Wesen wurden auch durch Amulette aus Elfenbein, Knochen, Metall, Holz oder Tierhaut repräsentiert. Masken und Amulette spielten eine wichtige Rolle in den Zeremonien, die der Jagd vorausgingen und in deren Verlauf der Geist des Tieres geehrt wurde, das sein Leben zum Wohle der Menschen opfern sollte.

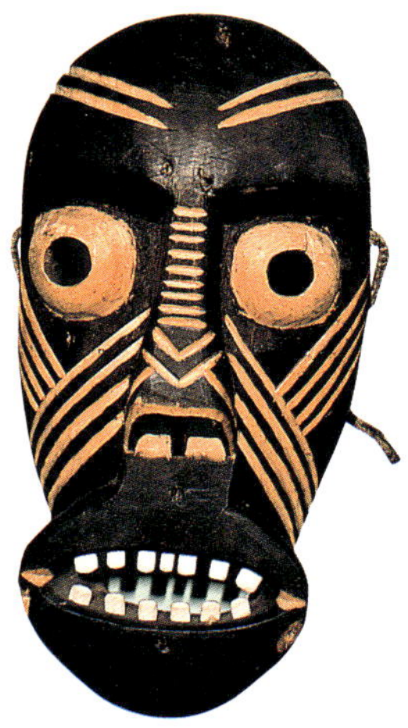

Wild und böse wirkende Maske der Eskimos von Ostgrönland, bei religiösen Zeremonien getragen.

Die Frauen der Aleuten waren geschickte Korbmacherinnen. Ihre meisterliche Behandlung der Details ist von der gleichen Präzision wie die Schnitzkunst der Männer. Die Eskimos waren auch glänzende Schneider. Sie fertigten aus Fellen und Häuten warme Kleidung an und schmückten ihre Parkas und Stiefel mit Strichzeichnungen, die denen ihrer Elfenbeinschnitzereien ähnlich waren.

Die Eskimos nutzten auch Speckstein (Steatit) als künstlerisches Audrucksmedium. Ursprünglich bearbeiteten sie Speckstein nur, um Öllampen daraus zu machen, doch gegen Ende des 19. Jahrhunderts begannen sie Tiere und menschliche Figuren aus Speckstein zu schnitzen, die sie an Europäer verkauften. Dieses Praktik verbreitete sich von der Hudson Bay bis nach Alaska, und es entwickelten sich regionale Stile. Auch die südlich der Hudson Bay lebenden Creeindianer griffen diese Sitte auf.

In den subarktischen Regionen Alaskas und Kanadas leben die meisten der zur athapaskischen Sprachfamilie gehörenden Stämme – die Hare, Dogrib, Yellowknife, Slave, Chipewyan und Han –, während zwei der bedeutendsten Stämme dieser Sprachgruppe, die Apachen und die Navajos, um 1000 n.Chr. nach Süden zogen. Südlich der Hudson Bay lebten die Woodland Cree und die Ojibwa (Chippewa), die ebenso wie die Naskapi und Montagnais auf Labrador und die noch weiter südlich von ihnen lebenden Völker Algonkin sprachen.

Der Otter und die Bisamratte waren Embleme des Midewiwin-Bundes der Ojibwa, einer geheimen Medizingesellschaft, und aus ihren Fellen wurden Medizinbeutel gemacht. In ihnen wurde auch Tabak aufbewahrt, der ein Bestandteil der religiösen Riten war. Die Beutel wurden mit feinen, zurückhaltenden Mustern geschmückt, die eine religiöse Bedeutung besaßen.

Die Slave, Hare, Dogrib und Yellowknife machten ebenfalls Medizinbeutel, die sich allerdings nicht mit denen messen konnten, die im Gebiet der Großen Seen hergestellt wurden, denn dort verwendete man die französische Technik der Bortenapplikation.

Die zur athapaskischen Sprachfamilie gehörenden Stämme machten PATCHWORK-ARBEITEN, die sie auf Taschen, Gürtel, Hemden, Jacken und Mokassins nähten. DIE KOMPLEXESTEN MUSTER MACHTEN DIE CHIPEWYANS UND die Cree. Die Muster waren geometrisch und wurden zumeist aus verschiedenfarbigen Stachelschweinborsten hergestellt, die nördlichen Athapaskenstämme verwendeten statt dessen Elchhaar.

Die Cree und Naskapi bemalten auch Wildleder. Sie brachten auf Gewändern, Fäustlingen, Mützen, Beuteln, Leggings, Jacken, Mokassins und Masken geometrische Muster in den Farben Gelb, Rot, Blaugrün und gelegentlich auch Schwarz an.

Die subarktischen Stämme stellten Behälter aus Birkenrinde her, die sich leicht schneiden, biegen und durchstechen ließ. Wenn man die dunklere äußere Schicht abschabte, kam eine hellere Schicht zum Vorschein, und so konnte man die Behälter auf diese Weise mit einem Muster versehen. Meist waren es geometrische Muster, doch auch Blumenmuster wurden populär, und gelegentlich stellte man auch Tiere und Menschen dar.

Die Ojibwa waren auch erfahrene HOLZSCHNITZER, das Schnitzen von Puppen und kleineren Gegenständen hatte bei ihnen eine alte Tradition. In neuerer Zeit übernahmen sie in abgewandelter Form die nordwestliche Tradition des Schnitzens von Totempfählen.

Da die Eskimos die Geister für im Grunde feindselige Wesen hielten, stellten sie sie, wie diese hölzerne Statuette aus dem Norden Alaskas zeigt, zumeist unheilvoll und bedrohlich dar.

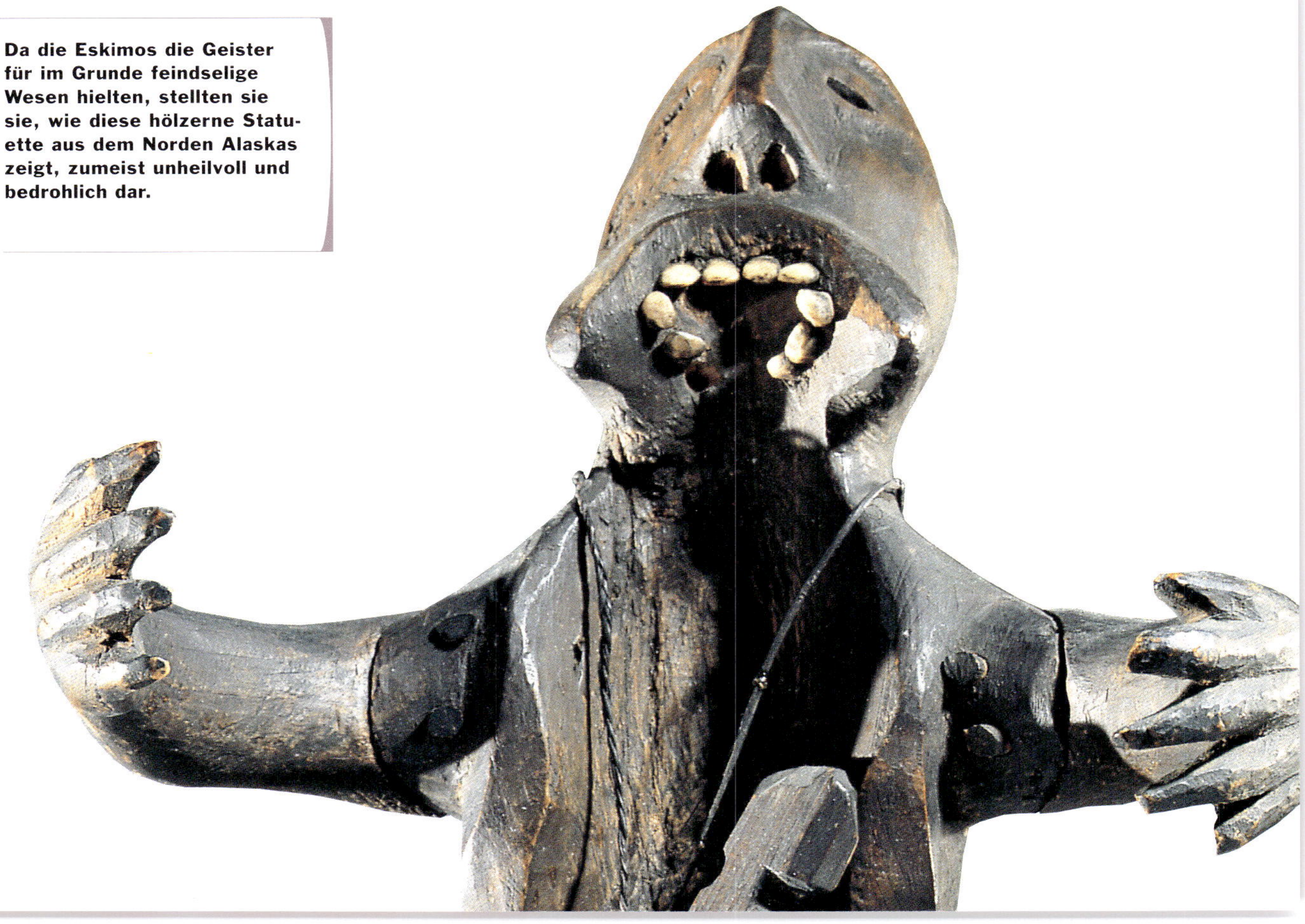

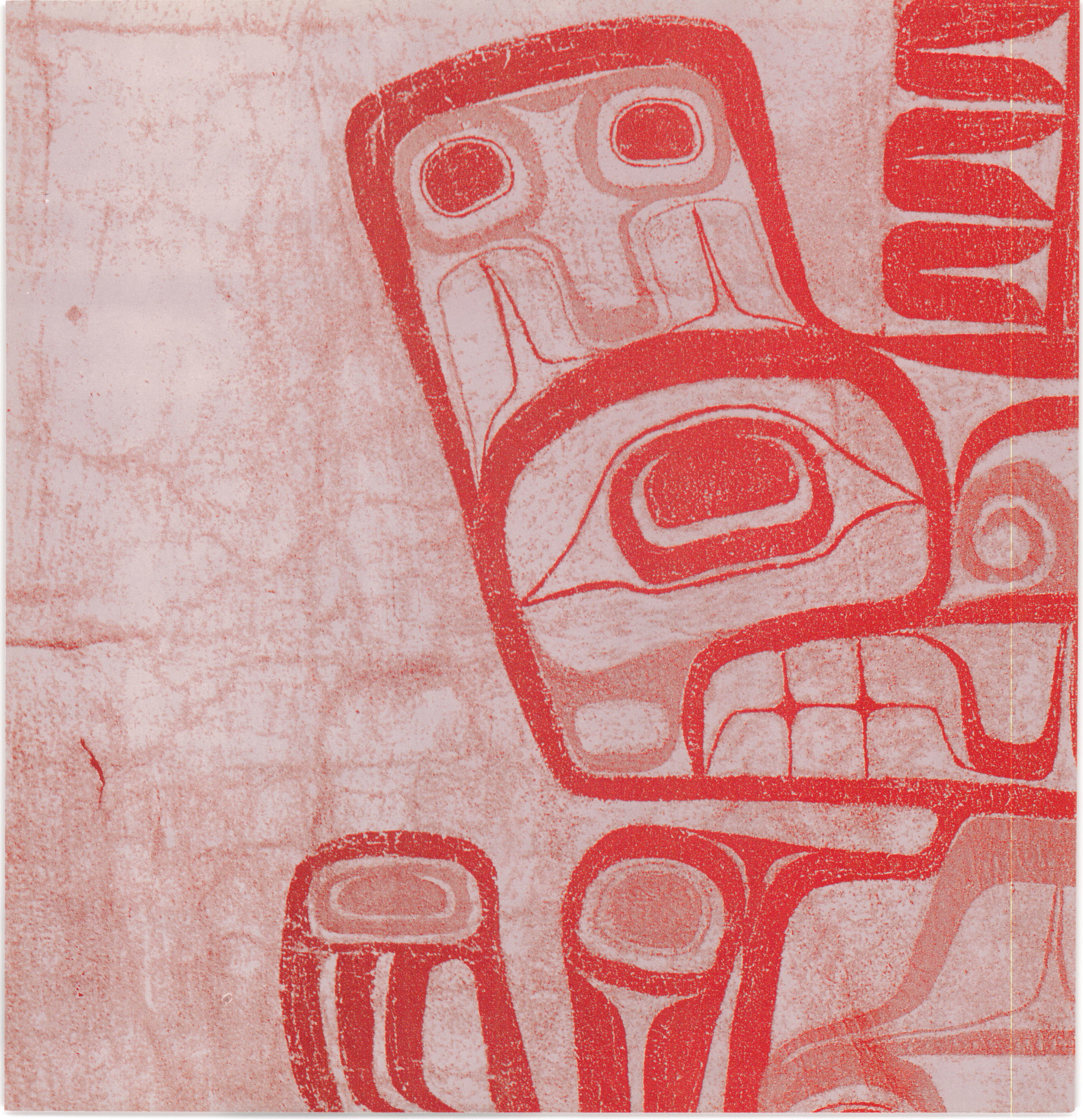

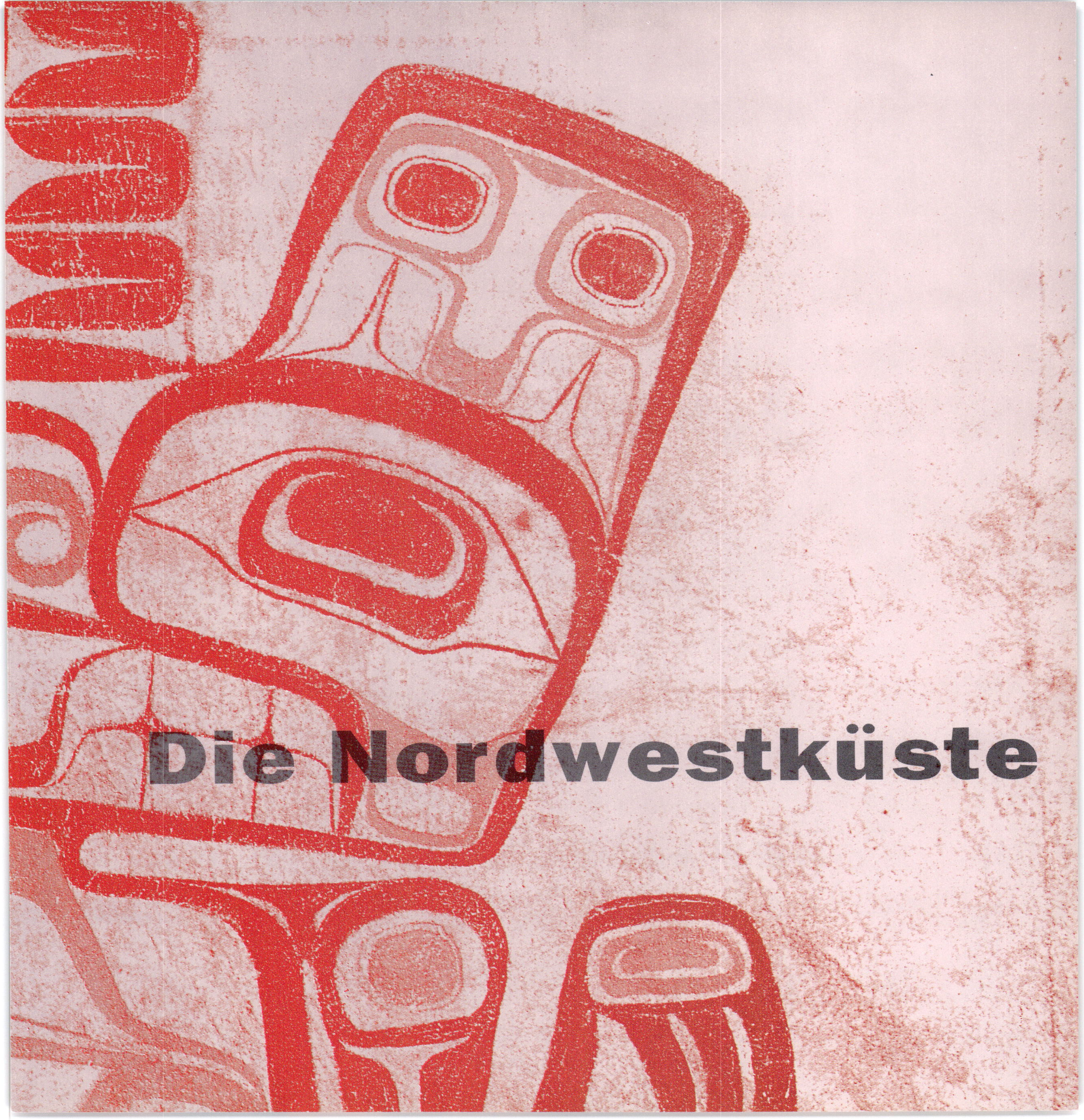

Die Nordwestküste

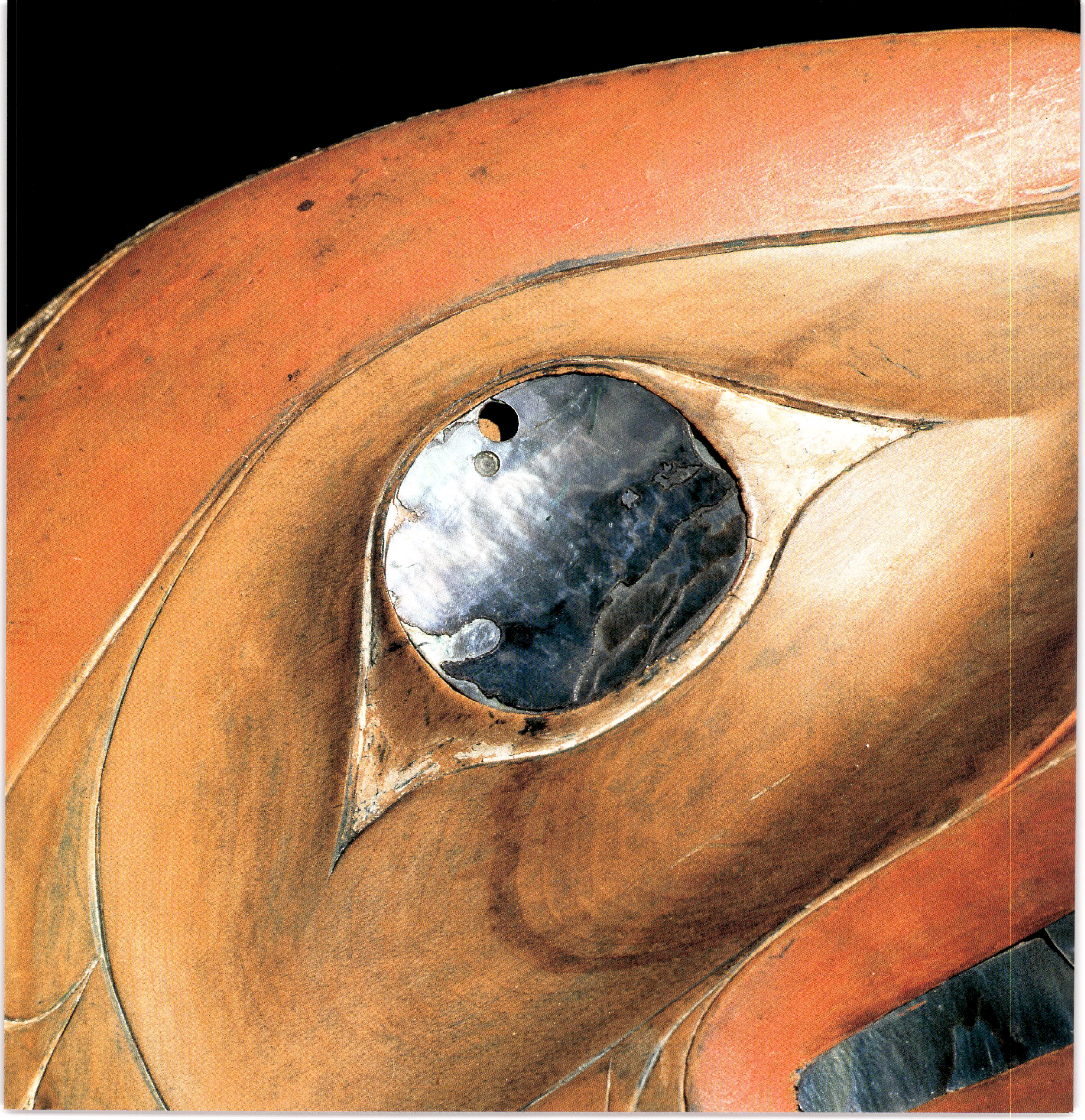

Die Indianer der Nordwestküste waren glänzende Kanubauer und Holzschnitzer. Am berühmtesten sind ihre majestätischen Totempfähle, die den Höhepunkt einer großen Tradition in der Kunst des Holzschnitzens darstellen.

Die im Nordwesten an der Pazifikküste heimischen Stämme lebten in großen Gemeinschaftshäusern, von denen die größten etwa 150 Meter lang und fast 20 Meter breit waren und eine aus mehreren miteinander verwandten Familien bestehende Großfamilie beherbergten. DIESE HÄUSER WURDEN ALS LEBENDIGE WESEN ANGESEHEN UND ERHIELTEN DEN NAMEN EINES TOTEM-TIERES DER FAMILIE. Der Eingang wurde von geschnitzten Wappen- oder Totempfählen geschützt, die den freistehenden Totempfählen sehr ähnlich waren, doch unten ein kreisrundes oder ovales Loch besaßen, das als Türöffnung diente. Dieser Eingang war kunstvoll geschnitzt und stellte den Rachen oder die Vagina eines Tieres dar, manchmal auch das »kosmische Loch«, durch das die Ahnen in diese Welt gelangt waren.

Der älteste als Hauseingang dienende Wappenpfahl ist in Gitwancool zu sehen, einem Tsimshiandorf in British Columbia. Über seiner meisterhaft gestalteten Öffnung erhebt sich ein hoher und reich mit Schnitzwerk geschmückter Säulenschaft.

Auch die Pfosten innerhalb der Häuser waren kunstvoll geschnitzte Bildsäulen. Die ersten europäischen Reisenden beschrieben diese Schnitzereien und fertigten Skizzen von ihnen an, aber sie erwähnten keine freistehenden Totempfähle. Diese scheinen eine neuere Entwicklung darzustellen, die vielleicht auf die Einführung von Metallwerkzeugen und den wachsenden Wohlstand der nordwestlichen Stämme zurückzuführen ist, den ihnen der Pelzhandel mit den Europäern bescherte.

Augenpartie eines Adler-Helms der Tsimshian mit einer Einlegearbeit aus Abalonenschalenperlmutt. Der Helm ließ das Gesicht seines Trägers frei.

In den sich vor dem Haus eines Clans erhebenden TOTEMPFAHL war nicht nur das Wappen der Familie geschnitzt. Totempfähle wurden zum Gedenken an tote Häuptlinge aufgestellt und erzählen die Geschichte der Familie bis zurück in eine mythische Vergangenheit. Sie verwenden alte Bilder und Symbole, deren Tradition über 1200 Jahre zurückverfolgt werden kann.

Ein typisches Beispiel ist der Pfahl mit dem Namen »Gefangener Bär«, der um 1875 in Kitwanaga, einem Tsimshiandorf in Upper Skeena aufgestellt wurde. Der an der Spitze des Pfahls zu sehende »Gefangene Bär« ist das Familienwappen und bezieht sich auf DIE SAGE VON DER MENSCHLICHEN BÄRENMUTTER. Diese Sage erzählt von einer jungen Frau, die im Wald auf einem Haufen Bärenkot ausrutscht und daraufhin die Bären verflucht. Zwei Bären hören, wie sie ihre Verwünschungen ausstößt. Sie nehmen sie gefangen und bringen sie zum Häuptling der Bären, der sie zwingt, seinen Sohn zu heiraten. Sie gebiert Zwillinge, die halb Mensch, halb Bär sind. Ihr Bruder kommt, um sie zu retten. Als ihr Bärenehemann merkt, daß sein Schwager ihn töten will, bittet er darum, noch so lange leben zu dürfen, bis er sie die heiligen Gesänge gelehrt hat, die über dem Körper eines toten Bären gesungen werden müssen, um seinen Geist zu erlösen. Nachdem dies geschehen ist, läßt der Bär zu, daß der Bruder seiner Frau ihn tötet.

Nachdem die Frau mit ihren Kindern wieder ins Dorf zurückgekehrt ist, werden die Zwillinge die Anführer der Bärenjagden. Ihre Kenntnis der Bestattungsriten der Bären macht sie zu erfolgreichen Jägern, denn die anderen Bären empfinden es als Glück, von ihnen getötet zu werden. Ihnen zu Ehren nimmt die Familie das Wappen des in der Falle gefangenen Bären an.

Mit den Gesichtern des braunen Bären und seiner Menschenfrau geschmücktes Gewand der Chilkat-Tlingit, das ein hochrangiges Stammesmitglied bei einem Potlatch trug.

Ein solcher aus Knochen mit Einlegearbeiten aus Perlmutt gearbeiteter Seelenfänger war das wichtigste Instrument eines Schamanen der Tlingit bei der Heilung von Kranken.

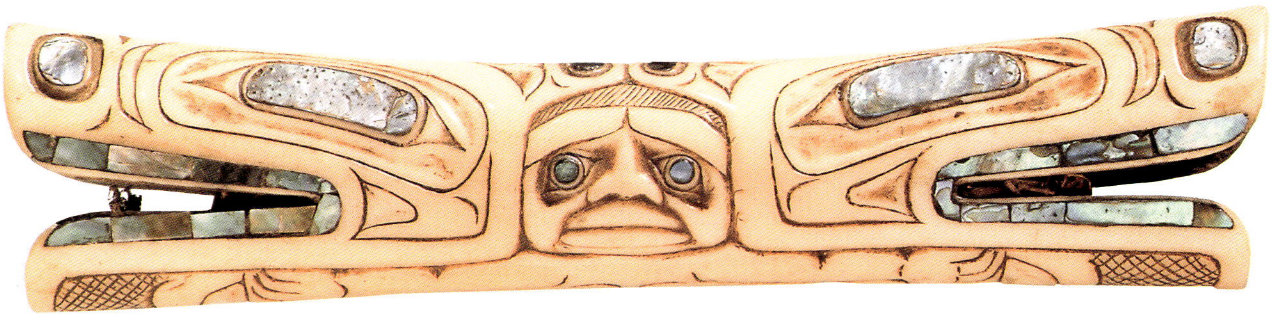

Die Pfähle wurden in der Regel von berufsmäßigen Holzschnitzern mit Hilfe verschiedener Breitbeile und gebogener Messer geschnitzt. Der mit der Arbeit beauftragte Künstler stellte manchmal noch andere Künstler an, die spezielle Arbeiten verrichteten, behielt aber die Kontrolle über das Ganze. Der fertige Pfahl wurde im Rahmen einer feierlichen Zeremonie aufgestellt, an die sich ein Potlatch-Fest anschloß, bei dem der Gastgeber seine Gäste mit reichen Geschenken überhäufte, deren Ehre davon abhing, daß sie sich bei nächster Gelegenheit mit noch aufwendigeren Gegeneinladungen und -geschenken revanchierten.

Viele Totempfähle wurden von Missionaren zerstört, die völlig zu Unrecht glaubten, es handele sich um von den Eingeborenen angebetete Götzenbilder. Die an der nördlichen Pazifikküste herrschende Feuchtigkeit sorgte allerdings ohnehin dafür, daß sie nur selten mehr als einige Generationen überdauerten. Wenn sie umfielen, ließ man sie verrotten, wo sie lagen, oder machte Brennholz aus ihnen.

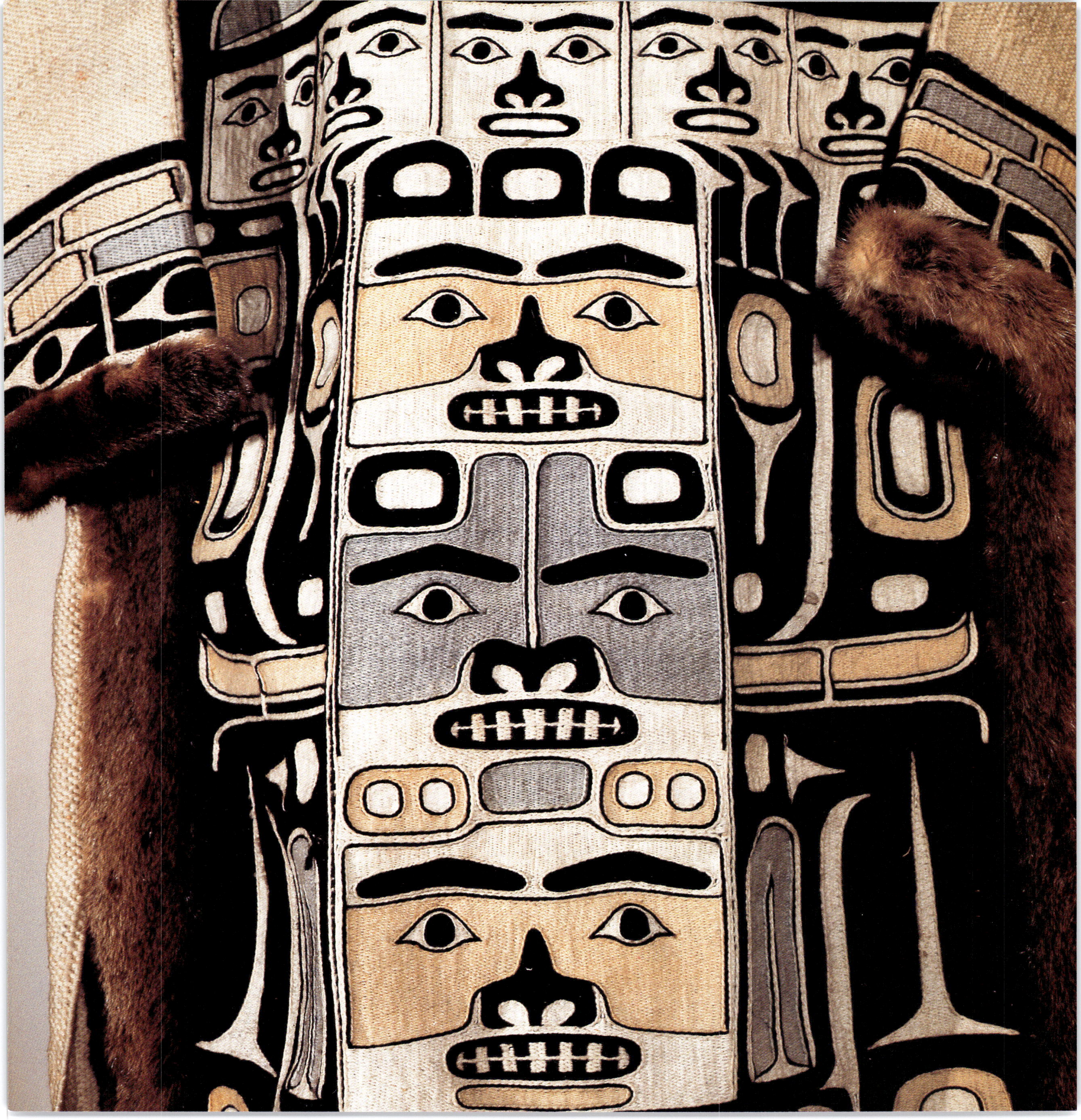

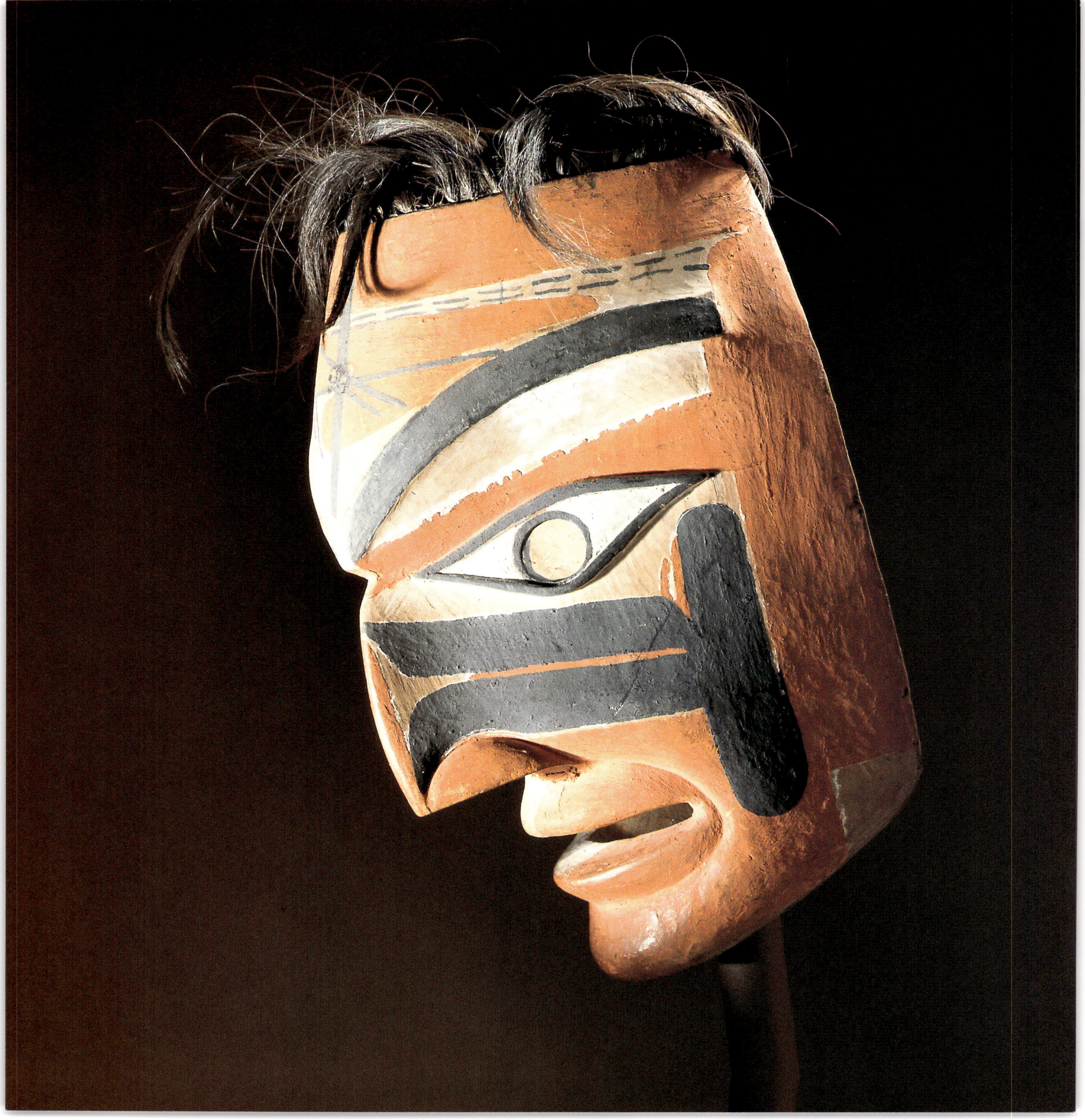

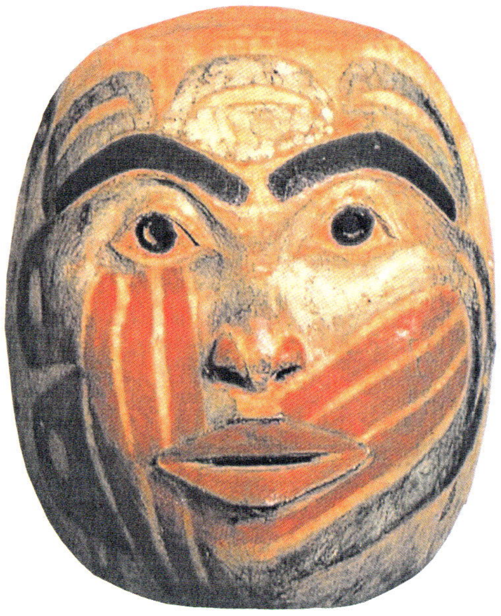

Die Stämme der Nordwestküste waren auch besonders tüchtig im Herstellen von Masken. Als Kapitän Cook 1778 dort an Land ging, berichtete er, die Eingeborenen dieser Gegend hätten schon von Natur aus »ein wahrhaft wildes und aberwitziges Aussehen«. »Aber das wird noch übertroffen«, schrieb Cook, »wenn sie ihren gräßlichen Stammesschmuck anlegen, der aus eine endlosen Vielfalt geschnitzter hölzerner Masken oder Visiere besteht, die vor dem Gesicht oder auf der Stirn befestigt werden. Manche von ihnen ähneln menschlichen Gesichtern und sind mit Haupthaar, Bart und Augenbrauen versehen [...], andere gleichen Vogelköpfen [...], und viele sind den Köpfen von Land- und Meerestieren nachgebildet, wie Wölfen, Hirschen, Tümmlern und so weiter. Im allgemeinen sind diese Nachbildungen allerdings überlebensgroß, und sie sind bemalt und oft mit blättrigem Glimmer bestreut, was sie glitzern läßt und ihre enorme Mißgestalt steigert [...] Hätten Reisende eines unwissenden und leichtgläubigen Zeitalters, als man noch an die Existenz vieler unnatürlicher oder wundersamer Dinge glaubte, eine Reihe dieser so geschmückten Indianer gesehen [...], so hätten sie ohne weiteres geglaubt [...], HIER WÜRDE EINE RASSE LEBEN, DIE ZUGLEICH ETWAS VOM MENSCHEN UND ETWAS VOM WILDEN TIER IN SICH HAT [...]«

Tlingit-Maske, ein menschliches Gesicht darstellend, ca. 1835–1840, aus einer Sammlung im Britischen Museum.

Mit Büscheln von Menschenhaar gekrönte Holzmaske, gefunden 1879 auf den Queen Charlotte Islands, British Columbia. Sie ist offenbar eine Arbeit der Tsimshian, wurde aber auch den Nootka zugeschrieben.

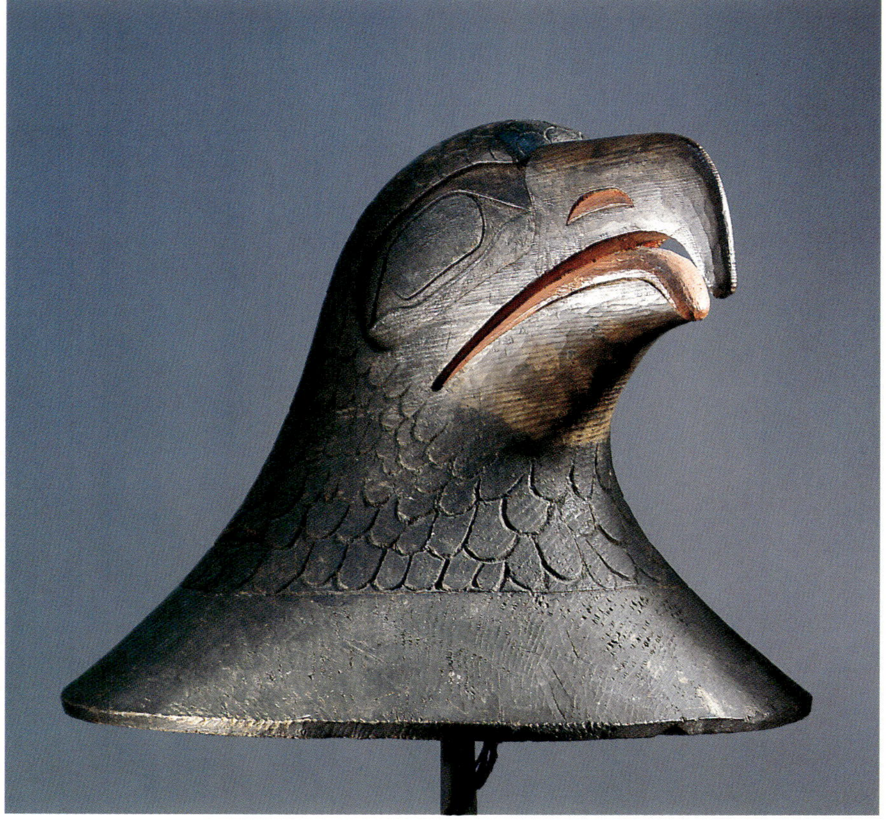

Das Recht, Masken in Auftrag zu geben, zu schnitzen und zu tragen, war das Privileg adliger Familien. DIE AUS HOLZ GESCHNITZTEN UND BEMALTEN MASKEN SOLLTEN DIE MYTHISCHE VERGANGENHEIT EVOZIEREN. Menschliche Masken hatten Haare, Augenwimpern, Bärte und bewegliche Gesichtspartien. Die Masken, die Tiere, Ungeheuer oder Vögel darstellten, waren detaillierter gearbeitet, auch wenn manche Vogelmasken einfach auf stilisierte, bis zu einem Meter lange Schnäbel reduziert waren. Diese Masken wurden bei Zeremonien getragen, die Schlüsselereignisse der mythischen Stammesgeschichte darstellten.

Kleinere Masken wurden auf der Stirn getragen und ließen das Gesicht frei. Auch sie stellten mythische Wesen dar, die mit der Familiensage verbunden waren. Diese Stirnmasken wurden in weiblicher Linie vererbt und konnten von Frauen wie von Männern getragen werden, während die Vollmasken allein den Männern vorbehalten waren.

Die Masken wurden auch im Krieg benutzt, zusammen mit Helmen, die ebenfalls mit menschlichen Gesichtern oder Tierköpfen verziert waren. Das russische Fort bei Sitka wurde 1802 von vielen Hundert Kriegern der Tlingit überfallen, die Masken und aus Holz geschnitzten Kopfschmuck trugen.

Besonders hochgeschätzt wurden konische hölzerne Hüte, ähnlich denen, die in Asien in Gebrauch waren. Sie waren in Form des Familienwappens geschnitzt, und manchmal war über ihre Spitze eine Reihe von aus Zedernbast oder Tannenwurzeln geflochtenen Ringen gestülpt, die anzeigten, bei wie vielen Zeremonien der Hut getragen worden war. Auch diese Hüte wurden von Generation zu Generation weitervererbt.

Die Masken und der hölzerne Kopfschmuck wurden oft in leuchtenden Farben bemalt, vor allem mit einem Farbstoff, der aus oxydiertem Kupfer gewonnen wurde und türkisblau aussah, aber grün wurde, wenn man ihn einfettete. Auch Zinnoberrot wurde verwendet. Es kam aus China und wurde vielleicht schon eingeführt, bevor der Handel mit den Europäern begann.

Familienwappen schmückten auch Tanzröcke und die berühmten Chilkat-Decken der Tlingit, die aus Ziegenwolle und Zedernbast hergestellt wurden. Ihre Muster waren stark stilisiert und sind schwer zu deuten, doch eines der häufiger verwendeten Motive ist ein tauchender Wal. Diese Zeremoniengewänder und Decken waren eifrig gehütete Familienerbstücke und wurden in aus Streifen von Bärendarm gefertigten Beuteln aufbewahrt, die ihrerseits wieder in reich verzierten Truhen und Kästen verstaut waren.

Andere zeremonielle Kleidungsstücke waren zum Beispiel Schurze aus bemalter Tierhaut. Diese Praktik war in anderen Gegenden weitaus üblicher, so daß die Stämme der Nordwestküste sie vielleicht erst relativ spät übernommen hatten.

Aus Holz geschnitzter Tanzhut der Tlingit oder Haida in Form eines Adlerkopfes.

Rassel eines Schamanen in Form eines Lachses, der in seinem Bauch eine kleine Schamanenfigur birgt.

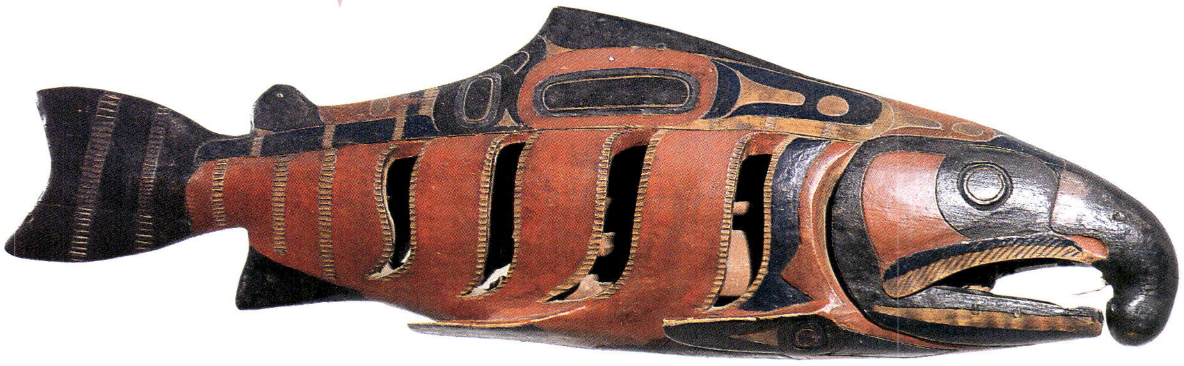

Die häufig in Schamanengräbern als Grabbeigaben gefundenen zeremoniellen RASSELN waren kunstvoll geschnitzt und stellten oft einen auf einem Tier liegenden Schamanen dar.

Die Völker der Nordwestküste bauten Tabak an, den sie aber vor der Ankunft der Europäer nur kauten und nicht rauchten. Überhaupt spielte der Tabak nur bei wichtigen Zeremonien eine Rolle, vor allem bei Zeremonien zu Ehren der Toten.

Die Europäer, die die Indianer mit der Sitte des Rauchens bekannt machten, brachten Tonpfeifen mit. Die Indianer der Nordwestküste begannen Pfeifen aus Holz oder Elfenbein zu schnitzen. Sie waren oft mit dem Familientotem geschmückt – einem Frosch, Bär, Adler, Raben oder Schwertwal oder auch einem mythischen Wesen. Heute schnitzen die Indianer Pfeifen zum Verkauf an die Touristen.

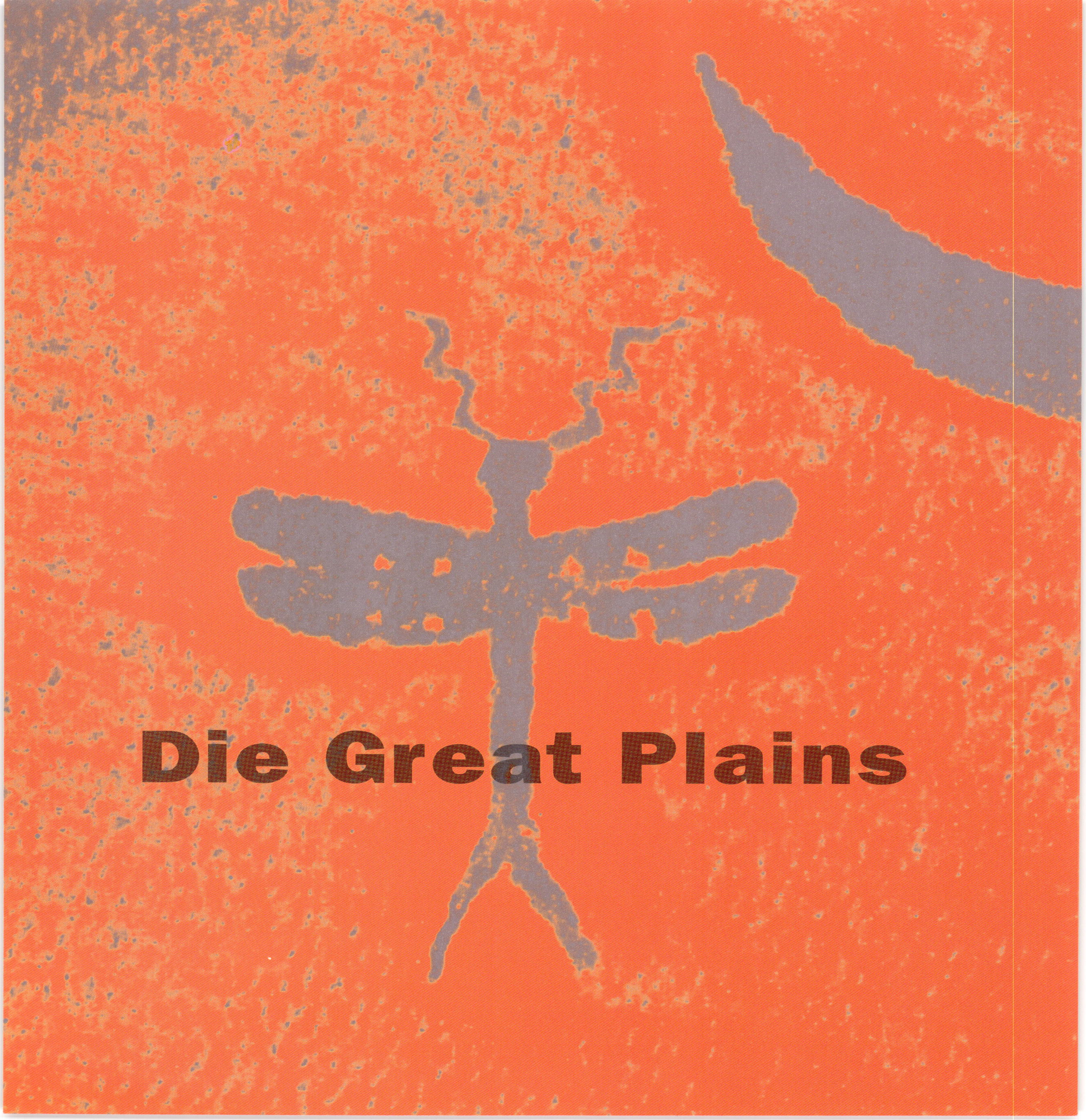
Die Great Plains

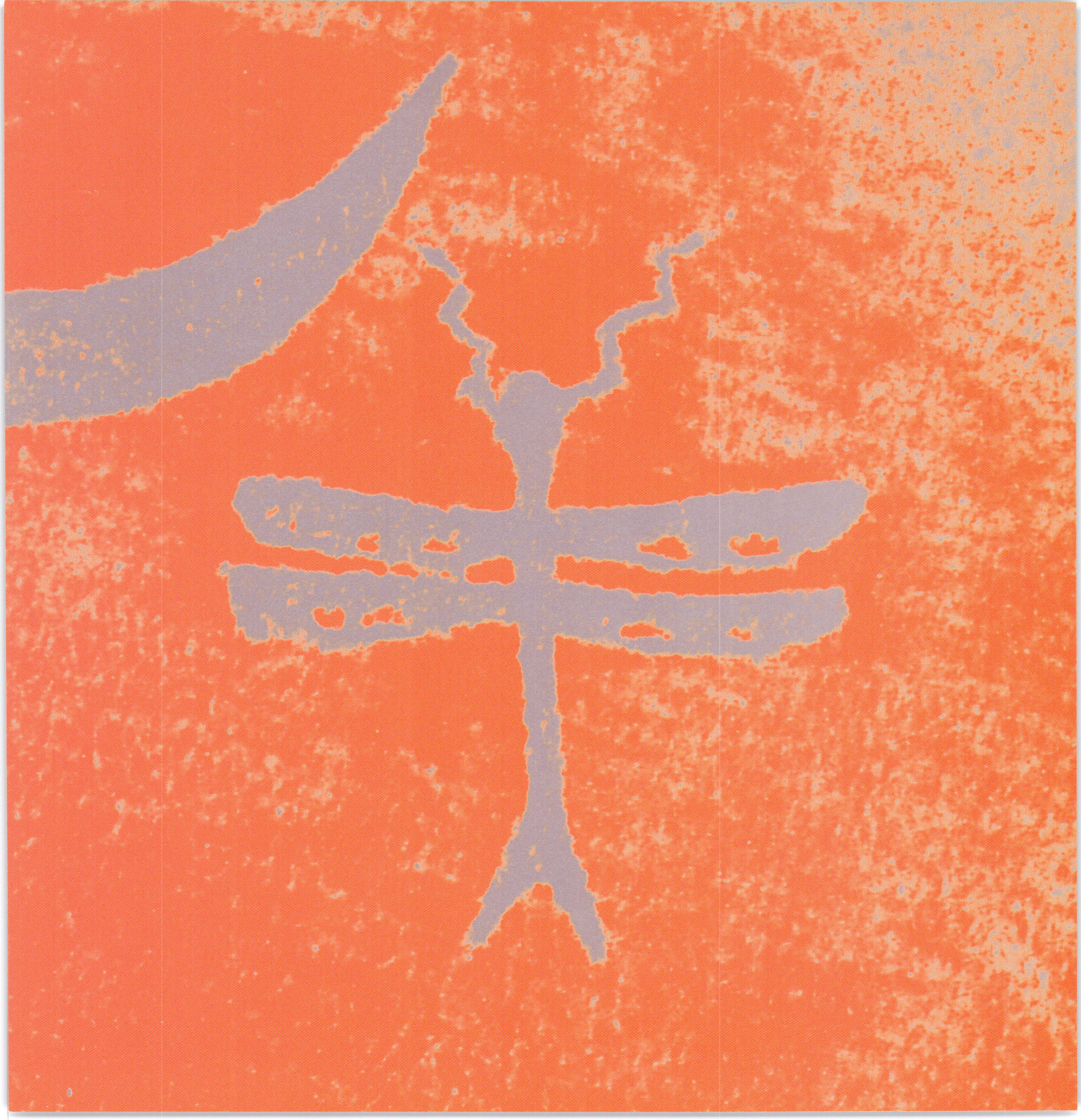

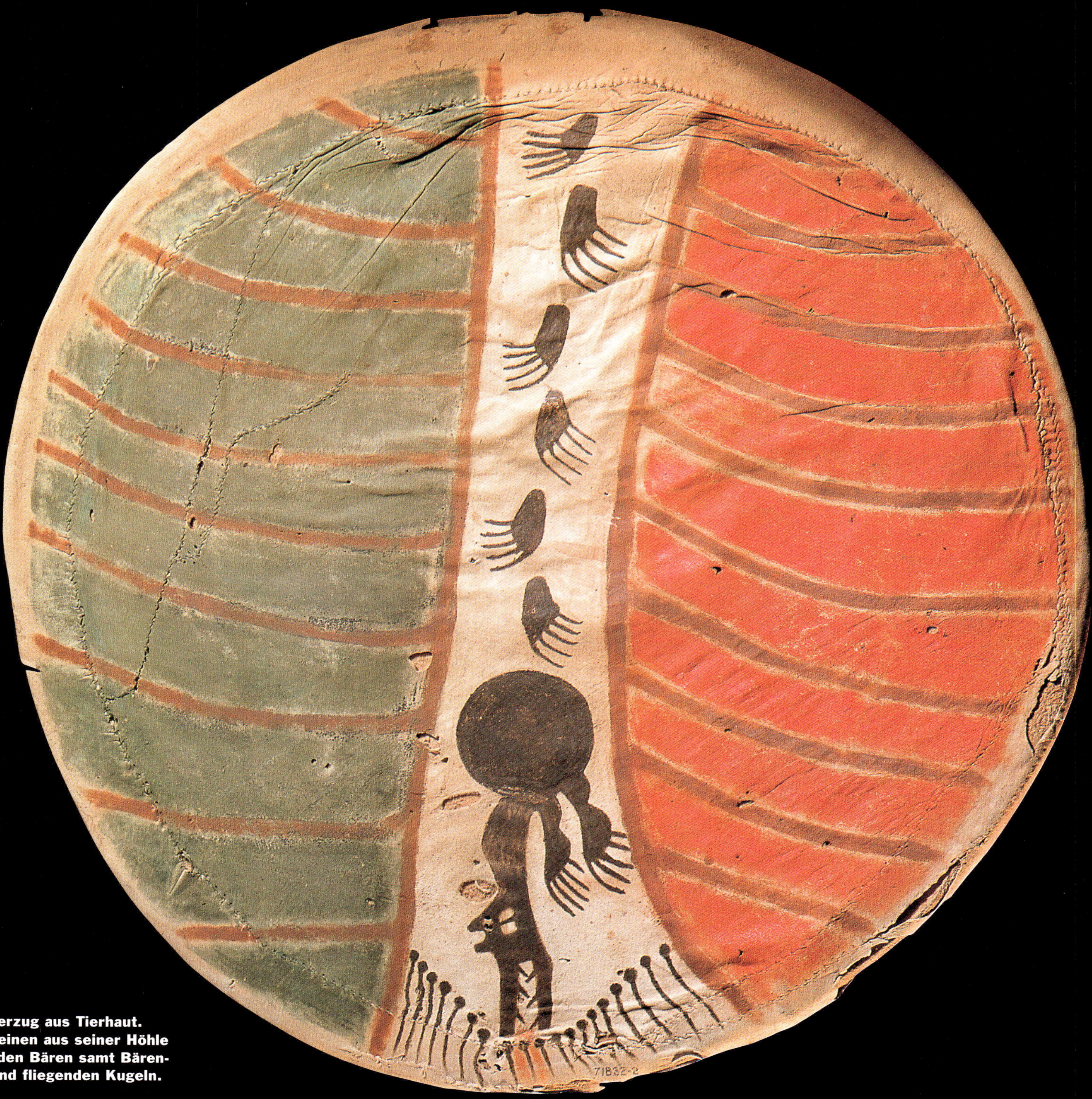

Schildüberzug aus Tierhaut. Er zeigt einen aus seiner Höhle kommenden Bären samt Bärenspuren und fliegenden Kugeln.

Gegenüber: Aus Dakota stammendes Bild eines Grastanzes, gemalt von Turning Bear, einem Häuptling der Brulé Sioux.

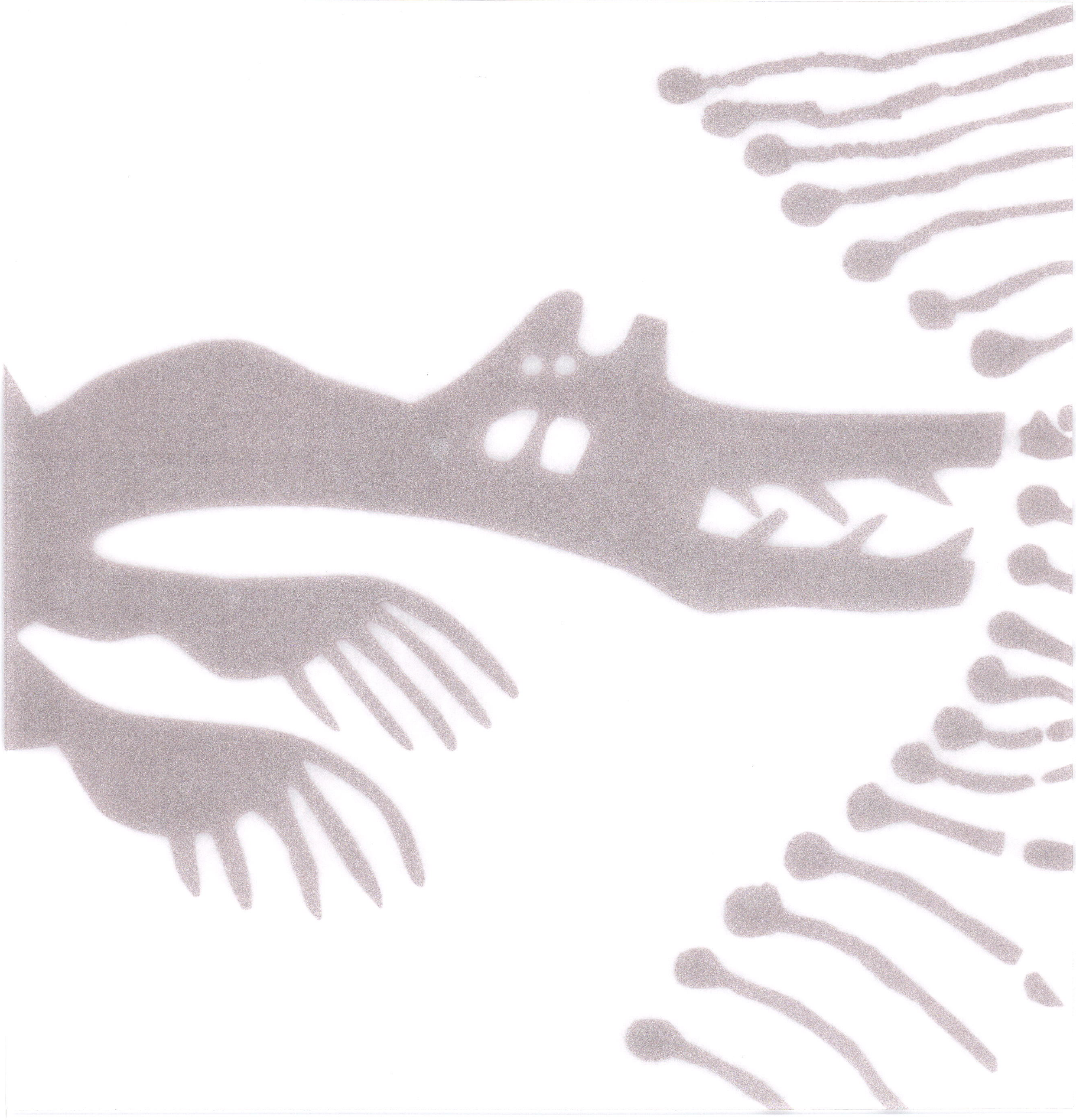

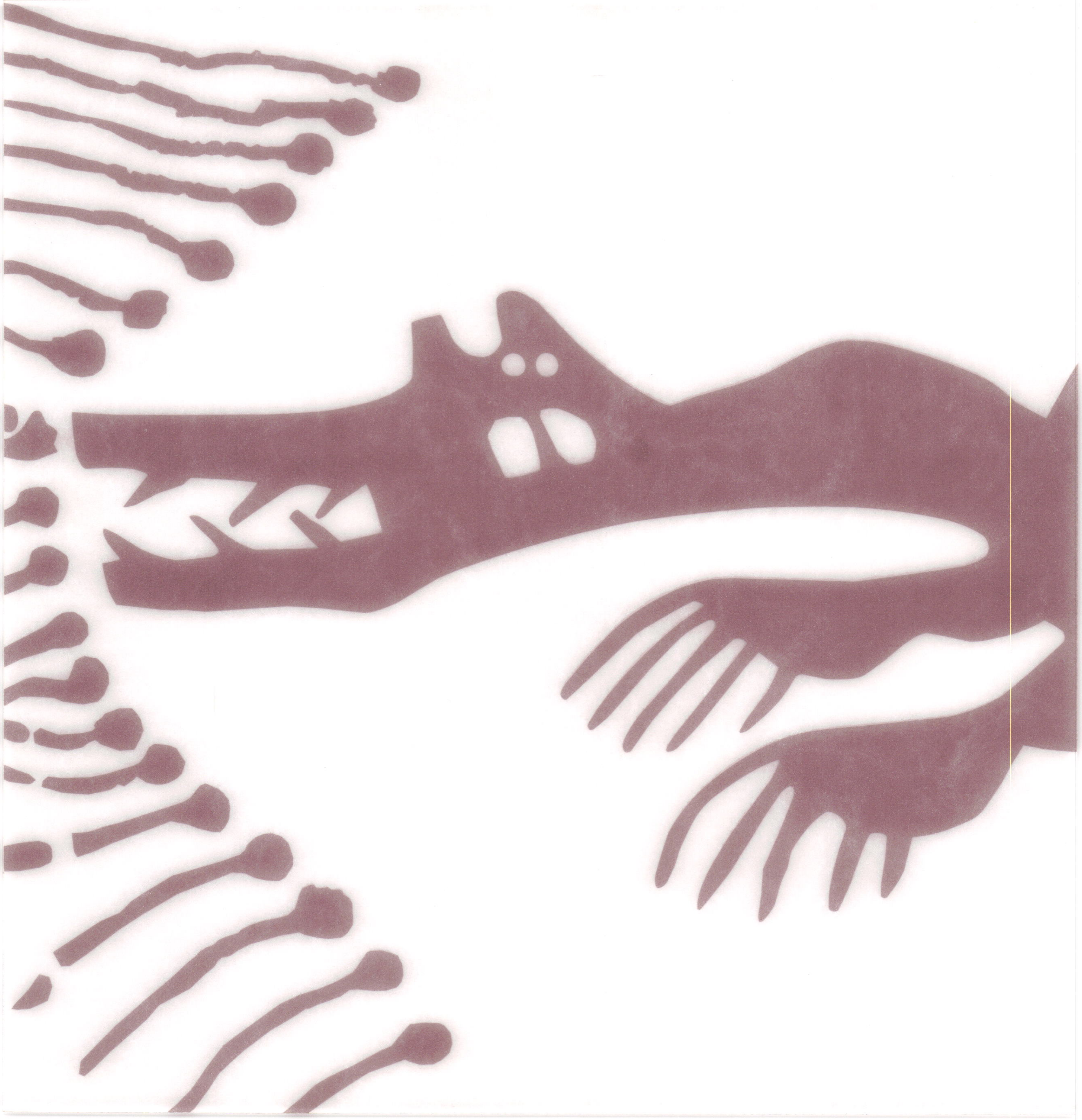

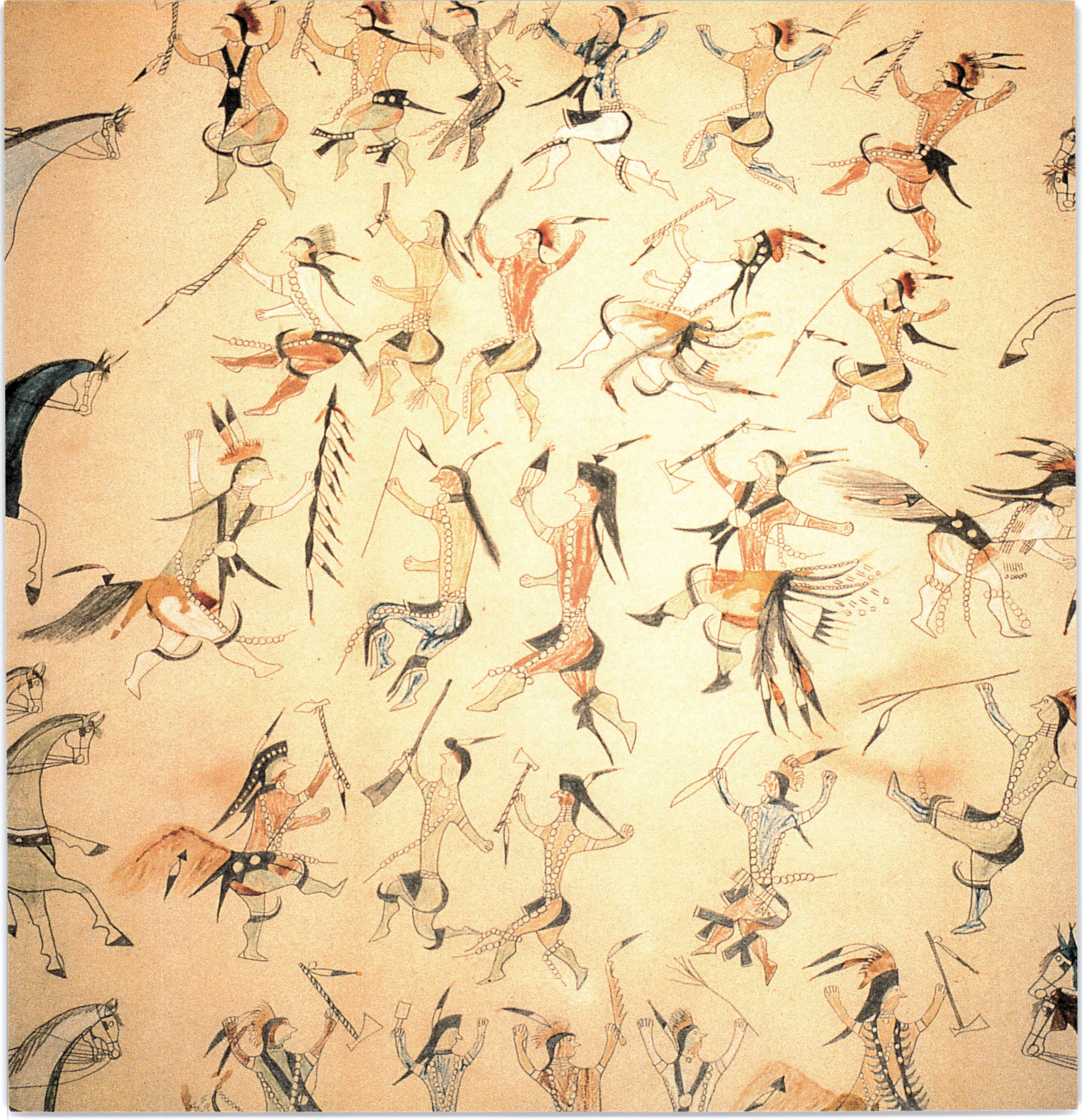

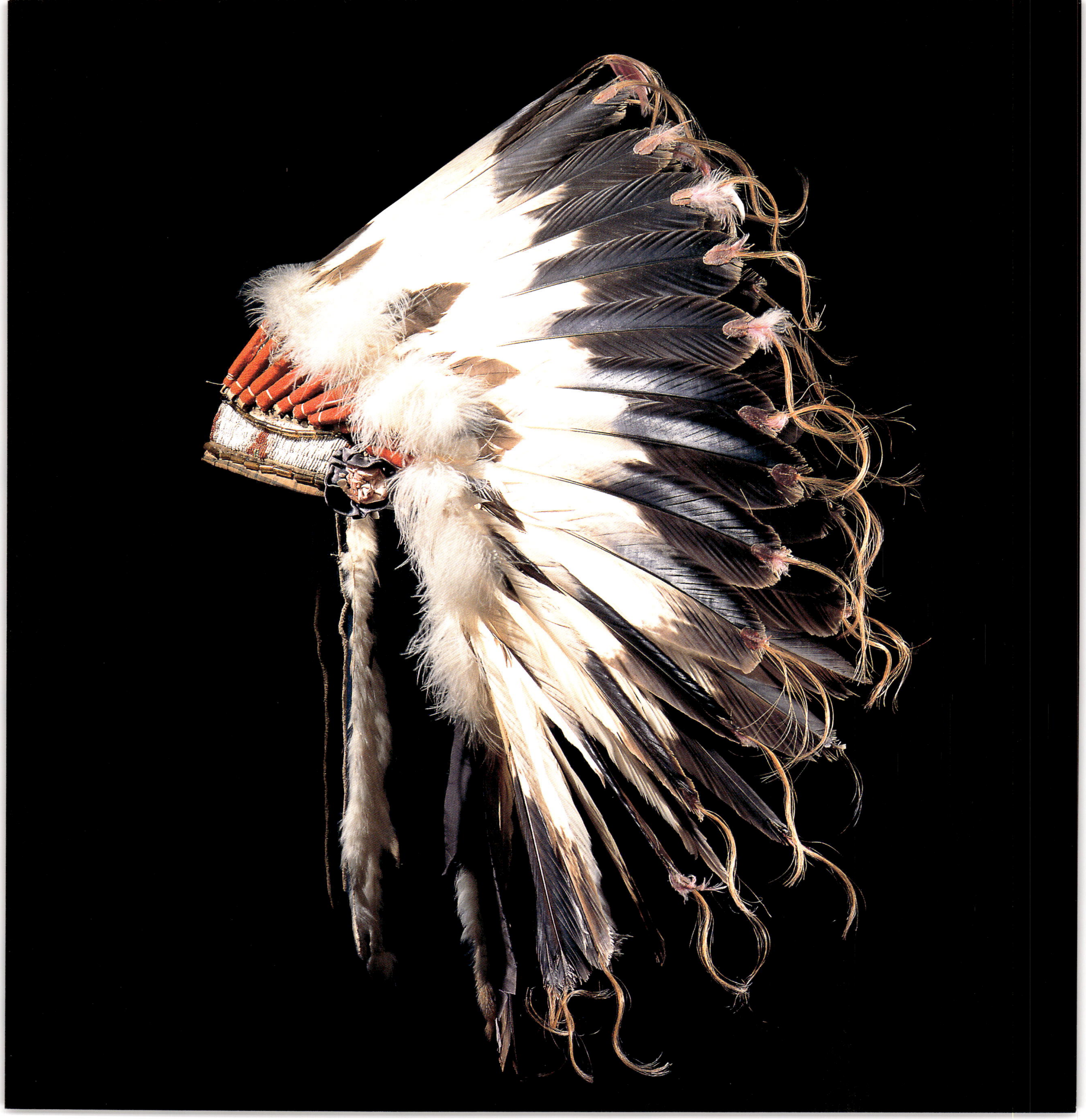

Kopfschmuck aus den Schwanzfedern eines Adlers; er gehörte dem Arapahohäuptling Yellow Calf.

Skulptur eines Büffels aus grünem Quarzit; der Büffel wurde als heilig verehrt, und solche Bildnisse verliehen den Menschen eine gewisse Macht über die Herden.

Die Plainsindianer sind die klassischen Indianer der Wildwestfilme. SIE WAREN NOMADENVÖLKER, DIE ÜBER DIE WEITEN EBENEN DER GREAT PLAINS ZOGEN UND BÜFFEL JAGTEN. Wegen ihrer nomadischen Lebensweise mußten die Produkte ihrer Handwerkskunst klein und leicht zu transportieren sein – geschnitzte und verzierte Pfeifen, kleine Fetische aus Perlarbeit und Malereien auf weichem Leder, das zusammengerollt werden konnte.

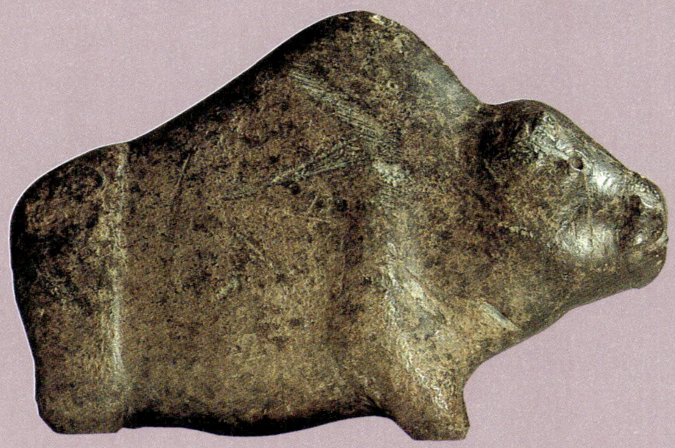

Es gab zwei getrennte Traditionen des Schmückens und Verzierens. Die Frauen schufen komplexe geometrische Muster, während die Männer nach der Ankunft der Europäer gegenständliche Formen bevorzugten. Die Frauen bewiesen ihre Fertigkeiten an schwierigen und komplizierten Stickarbeiten. Mit Pflanzenfarbstoffen gefärbte Stachelschweinborsten und später Glasperlen wurden in einer kunstfertigen Applikationsstickerei verarbeitet. Die Stachelschweinborsten wurden abgeflacht, auf das Leder appliziert und von unten her mit Sehnen oder Garn vernäht. Jedes Kleidungsstück und jeder aus geeignetem Material bestehende Gegenstand wurde auf diese Weise mit Borsten in flächigen Farbmustern bestickt.

In den nördlichen Plains verwendeten die Indianer für ihre Applikationsarbeiten mit Vorliebe auch bunte venezianische Glasperlen. Diese sogenannten »Ponyperlen« wurden im Gebiet der Großen Seen im 18. Jahrhundert von französischen Händlern eingeführt, die sie gegen Pelze eintauschten. Die Indianer liebten diese Perlen so sehr, daß sie bereit waren, schon für ein paar Perlenschnüre ein Biberfell herzugeben. Später führte man kleinere »Saatperlen« aus Venedig und der Tschechoslowakei ein.

Die von den Crow bevorzugten Muster bestanden aus großflächigen spitzwinkligen Dreiecken, Rechtecken und Rauten in Dunkelblau, Grün und Gelb, die mit Blauviolett und Hellblau kontrastierten. Die Dakota – besser als Sioux bekannt – hatten eine Vorliebe für fein gezeichnete Dreiecke, Kreuze und Rechtecke in Weiß, Blau, Gelb und Grün.

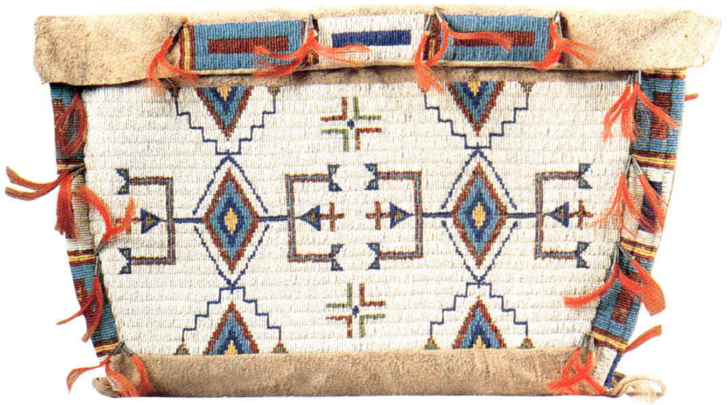

Satteltasche aus Perlarbeit; das Symbol aus Raute und Dreizack repräsentiert eine Schildkröte.

Zwei 1904 von einem Sammler erworbene federgeschmückte Schilde; der rechte ist mit Libellen bemalt.

Die gegenständliche Kunst der Männer ist ein Produkt späterer Zeit. Das früheste bekannte Beispiel dafür stammt von 1797, und es ist wahrscheinlich, daß sie sich infolge eines Kontakts mit europäischer Kunst entwickelte. Sicher ist jedenfalls der Einfluß Carl Bodmers, Paul Kanes und George Catlins, die in den dreißiger und vierziger Jahren des 19. Jahrhunderts die nördlichen Plains bereisten und dort die Landschaft und ihre Menschen malten. Sie berichteten, daß die Indianer von ihrer Arbeit fasziniert waren und die Techniken lernen wollten.

DIE INDIANER DER PLAINS SCHMÜCKTEN IHRE BÜFFELMÄNTEL UND UMHÄNGE, IHRE ZELTPLANEN UND KRIEGSSCHILDE MIT SZENEN AUS IHREM LEBEN, IHRER GESCHICHTE UND IHREN MYTHEN. Die menschlichen Figuren waren zwar oft in Form piktographischer Strichzeichnungen dargestellt, doch die Pferde und Bisons waren realistisch herausgearbeitet. Die spektakulärste Form dieser anschaulichen Kunst waren die auf Büffelhaut gemalten Bildergeschichten. Auf ihren Umhängen stellten die Männer ihre Taten dar, so daß sie von dem Mut und der Geschicklichkeit ihrer Träger kündeten.

Die Künstler der Plainsindianer verfügten über eine breite Farbpalette. Sie gewannen Rot aus dem Erhitzen gelben Ockers, ihr Schwarz kam von der Holzkohle, und Weiß wurde aus weißer Tonerde gewonnen. Ihr Blau verdankten sie einer blauen Erde, und ihr Grün gewannen sie aus Wasserpflanzen. Doch obwohl diese Farben eine Vielzahl von Schattierungen boten, wurden sie schnell durch importierte industriell hergestellte Farben verdrängt. Besonders nach Zinnoberrot bestand eine große Nachfrage.

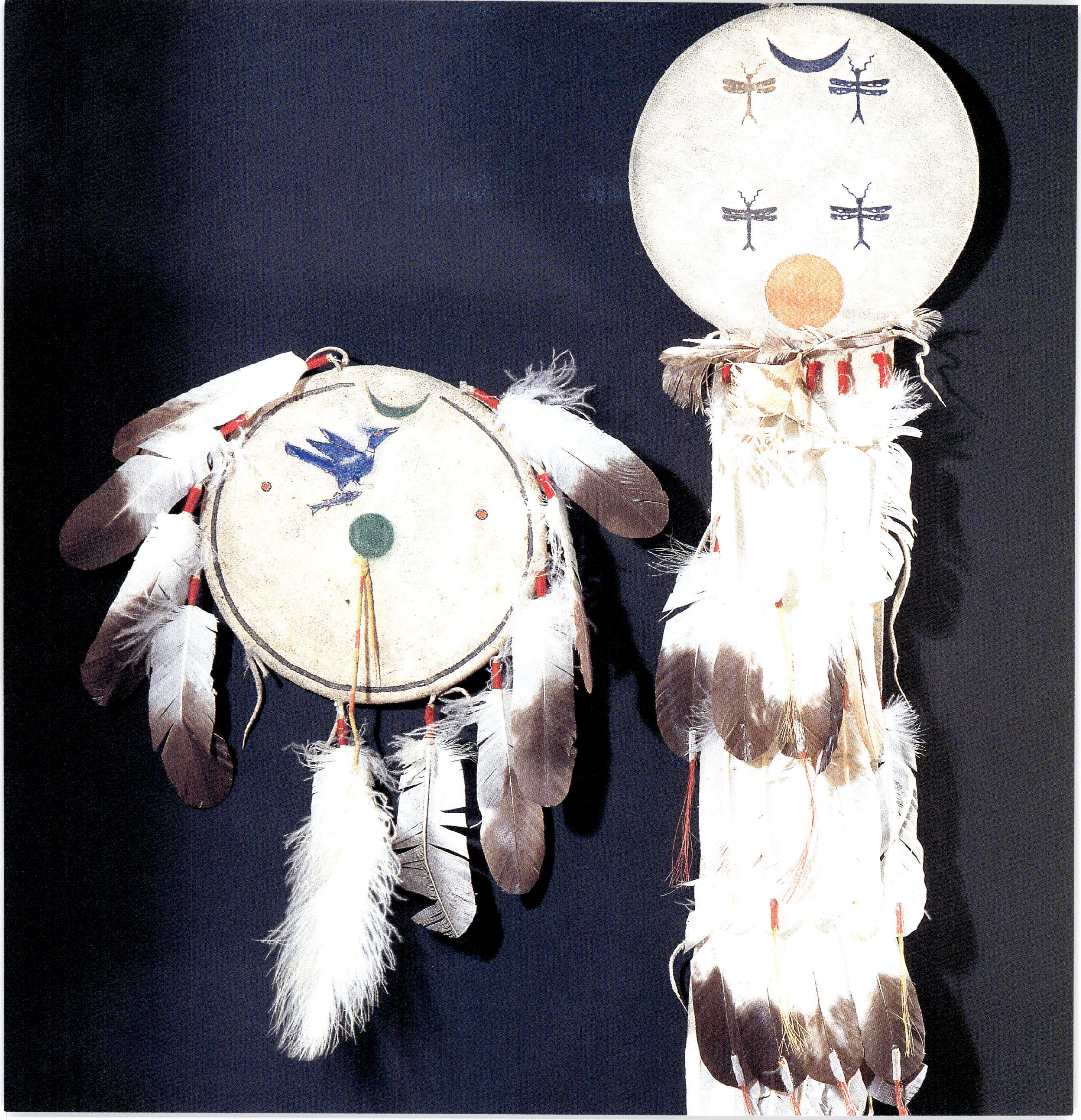

Die Mäntel oder Umhänge wurden für gewöhnlich aus der Haut von Bisonkühen oder -kälbern gemacht, da sich die Haut eines ausgewachsenen männlichen Tieres wegen ihres Gewichtes kaum eignete. Die Haut wurde auf dem Boden ausgebreitet, und der Künstler arbeitete, sei es einen halben Tag oder zwei Wochen lang, im Knien an seinem Werk.

Zuerst wurden die Umrisse mit einem kleinen Stock in die Haut gepreßt. Dann wurde die Farbe mit Pinseln aufgetragen, die man herstellte, indem man das Ende von Weiden- oder Pappelzweigen zerkaute oder Antilopenhaar am Ende eines Stockes befestigte. Für jede Farbe wurde ein eigener Pinsel benutzt. Manchmal wurde auch der poröse Teil des Beinknochens eines Büffels verwendet. Mit seiner Kante konnte man eine feine Linie ziehen, und die flache Seite eignete sich dazu, die Farbe gleichmäßig zu verteilen.

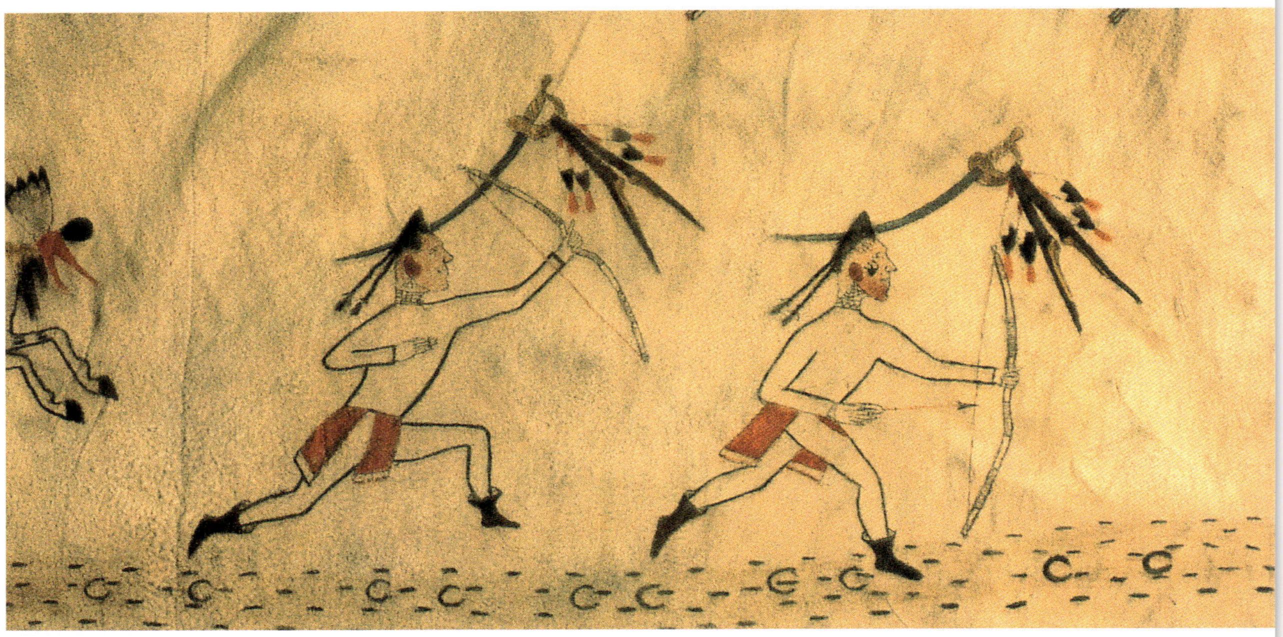

Die Frauen überzogen ihre geometrischen Muster mit einer Appretur, die sie gewannen, indem sie das von der Innenseite der Haut Abgeschabte aufkochten. Die Männer beließen ihre Ledermalereien ohne diesen Überzug.

Manche Gemälde auf Tipis und Schilden beziehen sich auf individuelle Visionen, und ihre Bedeutung ist nur schwer zu entschlüsseln. MANCHE DER SYMBOLE HABEN ALLERDINGS EINDEUTIG DIE FUNKTION, DEN BESITZER ZU SCHÜTZEN. Kriegsschilde sollten durch die Symbole, mit denen sie bemalt waren, einen größeren Schutz bieten, als die durch Erhitzen gehärtete Büffelhaut, aus denen sie bestanden, von Natur aus zu geben vermochte. Auch die Symbole auf den Geistertanzgewändern, die die Prärieindianer bei ihrem letzten Aufstand trugen, sollten sie vor den Kugeln der US-Kavallerie schützen. Leider taten sie es nicht.

Als die indianischen Künstler interniert wurden, erhielten sie die Chance, ihre Fähigkeiten weiterzuentwickeln. In der Gefangenschaft gab man ihnen Papier und Buntstifte, damit sie sich die Zeit vertreiben konnten. Ein Krieger der Cheyenne namens Cohoe (»Lahmer Mann«), der 1875 in Fort Marion, Florida, interniert war, wurde relativ berühmt. Ein anderer, ebenfalls in Fort Marion eingesperrter indianischer Künstler war Howling Wolf, der Sohn des Cheyennehäuptlings Eagle Head. Sein Werk erregte die Aufmerksamkeit weißer Gönner, die ihm, als er 1877 blind zu werden begann, eine Operation in einem Bostoner Krankenhaus bezahlten, um ihm sein Augenlicht zu erhalten. Später wurde er wieder nach Oklahoma zurückgebracht, wo er zusammen mit anderen Künstlern aus Fort Marion der traditionellen Plains-Malerei neuen Aufschwung verlieh.

In den Reservaten versuchten indianische Künstler in Bildern festzuhalten, wie es einstmals gewesen war. Die Plainsindianer hatten in ihren Bildern früher von wichtigen Ereignissen im Leben ihres Stammes erzählt. High Hawk, ein Häupling des zu den Teton Dakota gehörenden Bruléstammes, ließ diese

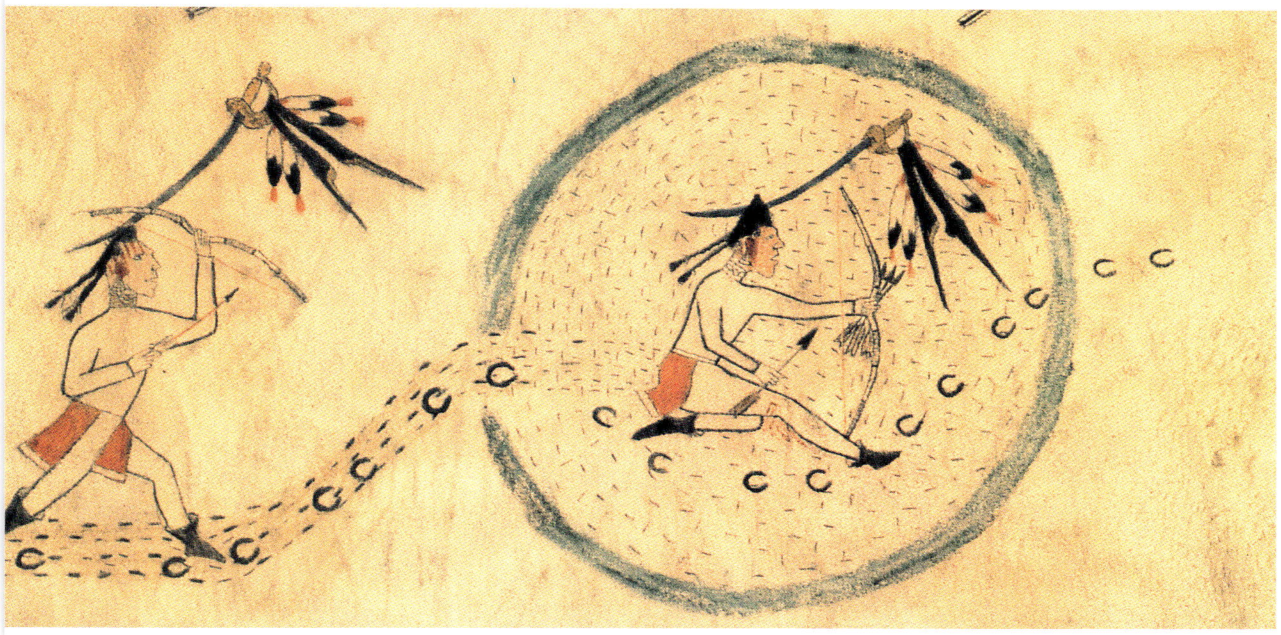

Tradition wiederaufleben und schuf einen Geschichtsalmanach seines Volkes, der von den mythischen Zeiten bis ins zwanzigste Jahrhundert reichte. Und ein Oglala-Sioux namens Amos Bad Heart Bull malte in der Indianerreservation Pine Ridge zwischen 1890 und seinem Tod im Jahre 1913 über vierhundert Bilder des indianischen Lebens.

Detail einer Tierhautmalerei; dargestellt ist ein Kampf zwischen Gruppen der Sioux und der Schwarzfußindianer.

Um 1917 organisierte Susan Peters, eine Angestellte der für die Indianer zuständigen Behörde, für die Knaben der Kiowa einen Kunstkurs. Später sorgte sie dafür, daß eine Reihe von ihnen an der Universität von Oklahoma Kunst studieren konnten, und fünf ihrer Schützlinge – Monroe Tsa Toke, Jack Hokeah, Stephen Mopope, James Auchiah und Spencer Asah – gründeten später die »Oklahomaschule« der indianischen Malerei.

Ihr Lehrer war Oscar B. Jacobson, ein Anhänger der Moderne, dessen Einfluß sich im graphischen, durch flächigen Farbauftrag und starke Umrisse gekennzeichneten Stil der Oklahomaschule niederschlug.

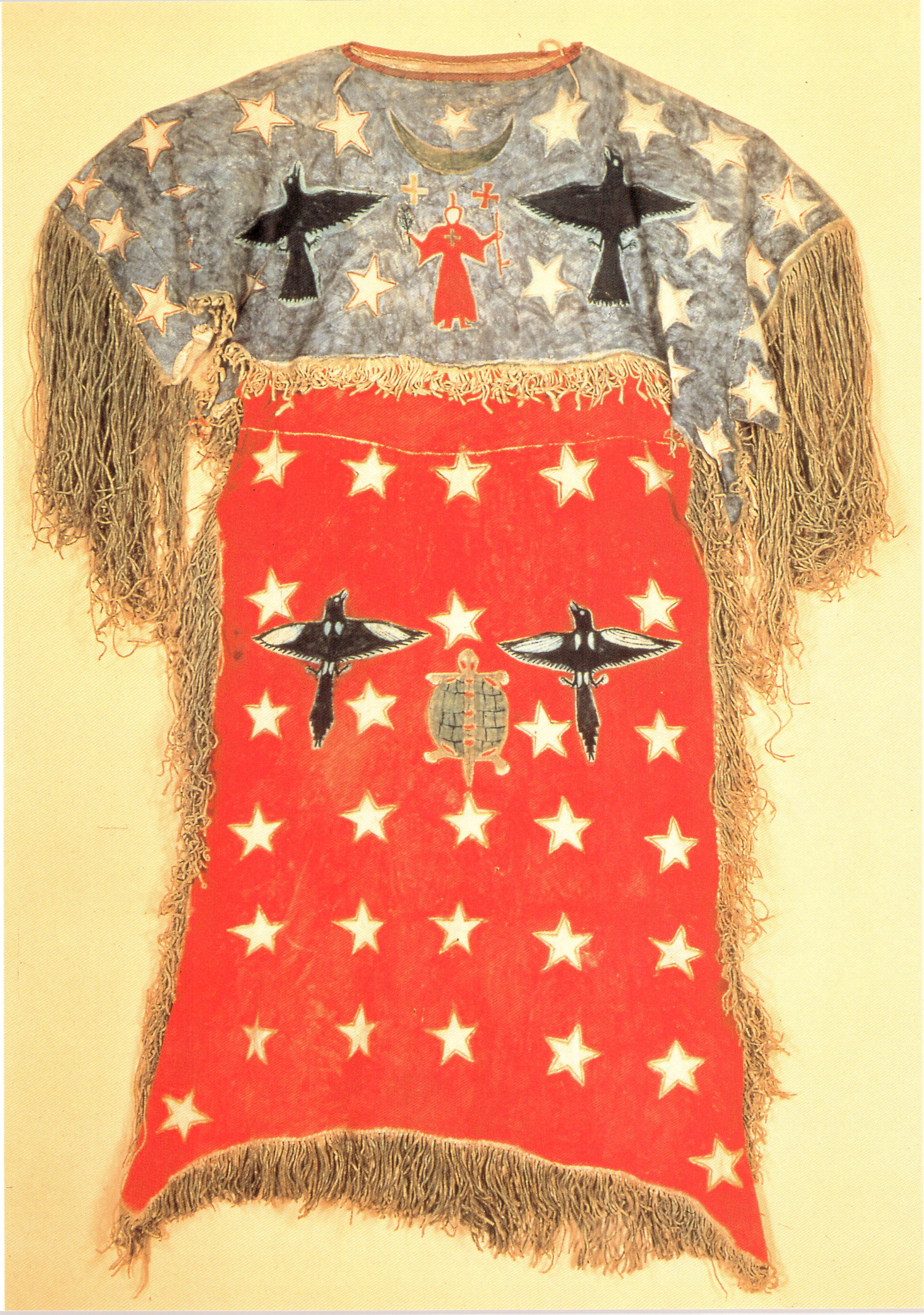

Die bevorzugten Motive der Schule waren allerdings von nostalgischer Gegenständlichkeit – Büffeljagden, zeremonielle Tänze und Pferde.

In den nördlichen Plains wirkte der Einfluß von Bodmer, Kane und Catlin weiter fort. Künstler wie der Oglala-Sioux Roscoe White Eagle und der Creeindianer Allen Crapp schufen eine realistische Kunst, die das frühere Leben der Indianer in idealisierter Form schilderte.

Das Tabakrauchen besaß für die Plainsindianer eine große zeremonielle und religiöse Bedeutung. Das läßt verstehen, warum es Pfeifenköpfe mit einem Durchmesser von bis zu dreißig Zentimetern gab. Doch die Stiele waren sogar noch wichtiger, denn sie wurden bei Tänzen und Zeremonien als Gebetsstäbe benutzt.

Pfeifenköpfe wurden mit Vorliebe aus Catlinit gemacht, einem roten Tongestein, das im Südwesten Minnesotas im heutigen Pipestone National Monument gewonnen wurde. Der heilige Steinbruch galt als neutraler Boden, und man glaubte, DER BLUTROTE STEIN SEI DAS GERONNENE BLUT ALLER TOTEN INDIANER UND BÜFFEL. Um 1700 vertrieben die Sioux jedoch die Iowa und Oto aus dem Gebiet und übernahmen die alleinige Kontrolle über den Steinbruch. Sie behaupteten, der Große Geist sei vor langer Zeit zu diesem Steinbruch gekommen, um sich eine Pfeife zu schnitzen, und habe bei dieser Gelegenheit den Sioux erzählt, der Pfeifenstein sei ihr eigenes Fleisch. Daher müßten die anderen Indianer den Pfeifenstein in Zukunft von ihnen kaufen.

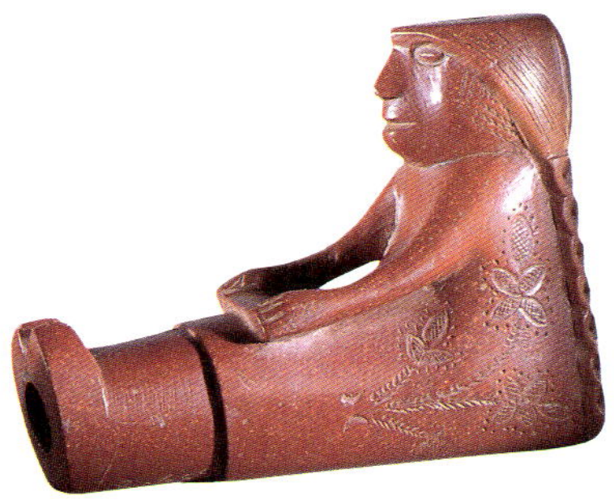

Aus blutrotem Catlinit in Form einer sitzenden Frau geschnitzte Pfeife der Sioux.

»Geistertanzgewand« der Arapaho aus Wildleder; die Vögel und Sterne sowie die Schildkröte, auf deren Rücken nach dem Glauben der Arapaho die Erde ruht, und die rote Figur mit der Pfeife in der Hand beziehen sich auf religiöse Überzeugungen der Arapaho.

Das Schnitzen von Pfeifenköpfen war nur eine der Bildhauerarbeiten der Prärieindianer. Mit Hilfe von Feuerstein und Schnursägen wurde der Pfeifenkopf mit Menschen- und Tierfiguren verziert. Bei den ältesten erhaltenen Pfeifen ist das Gesicht der Figur dem Raucher zugewandt, später blickt sie in die entgegengesetzte Richtung, vielleicht dem Feind entgegen, der als nächster an der Reihe ist, die Friedenspfeife zu rauchen.

Nachdem durch die Europäer die Schmelzverfahren bekannt wurden, begannen die Plainsindianer die Pfeifenköpfe mit Einlegearbeiten in Blei und Zinn zu schmücken.

Die Pfeifenstiele machte man aus Hartholzzweigen, die mit einem heißen Draht ausgebohrt wurden. Oder das Holz wurde gespalten, ausgehöhlt und wieder zusammengefügt, wobei man sich große Mühe gab, die Nahtlinie zu kaschieren. Pfeifenstiele waren oft sehr kunstvoll gearbeitet; sie waren mit Perlen oder Schnitzereien verziert, zu Spiralen geformt oder als »Puzzlestiele« konstruiert. Diese sahen aus wie ein dreidimensionales Gitterwerk. Der Rauch nahm seinen Weg durch bestimmte Stäbe des Gitters – doch nur der Hersteller der Pfeife wußte, durch welche.

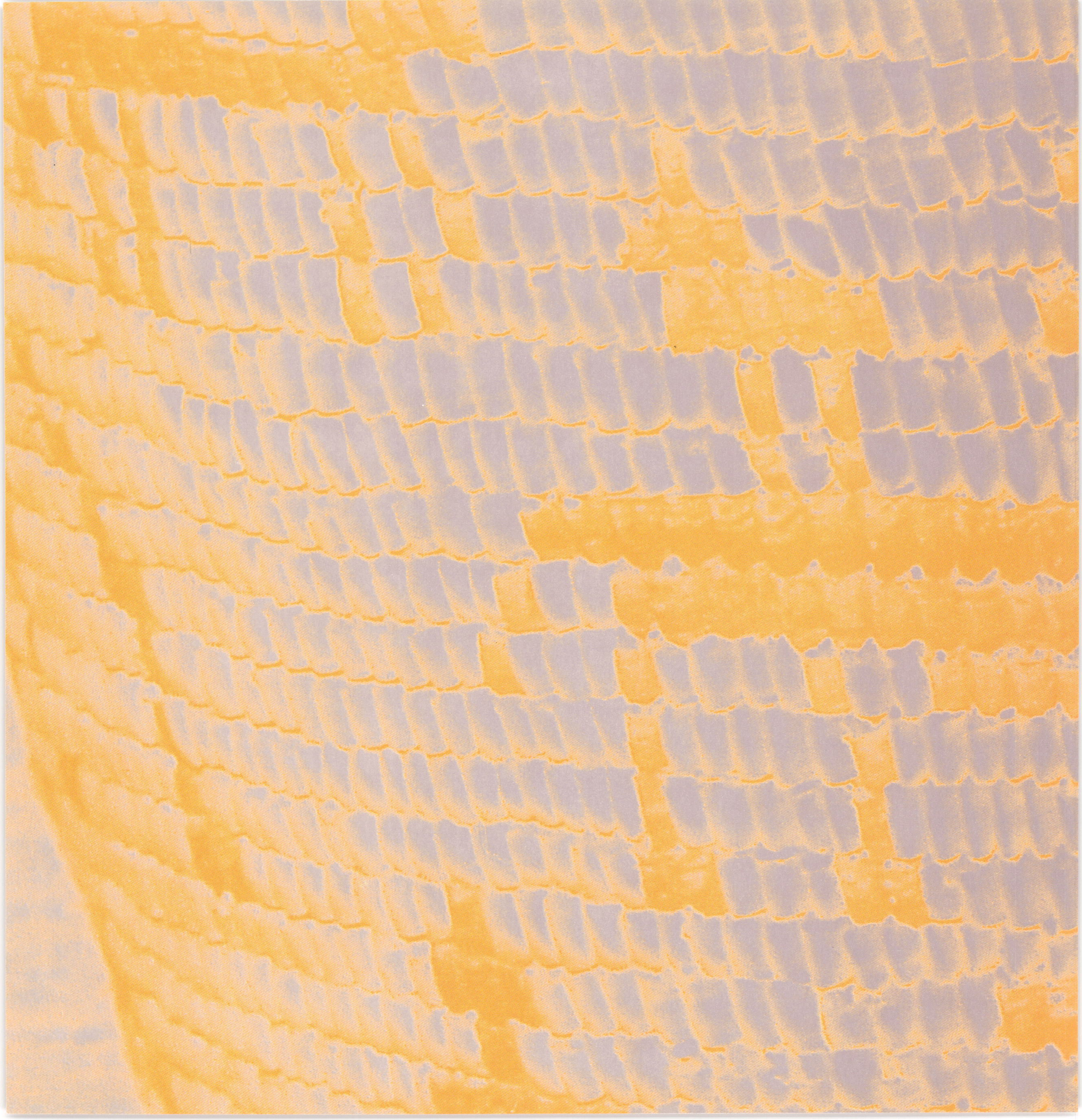

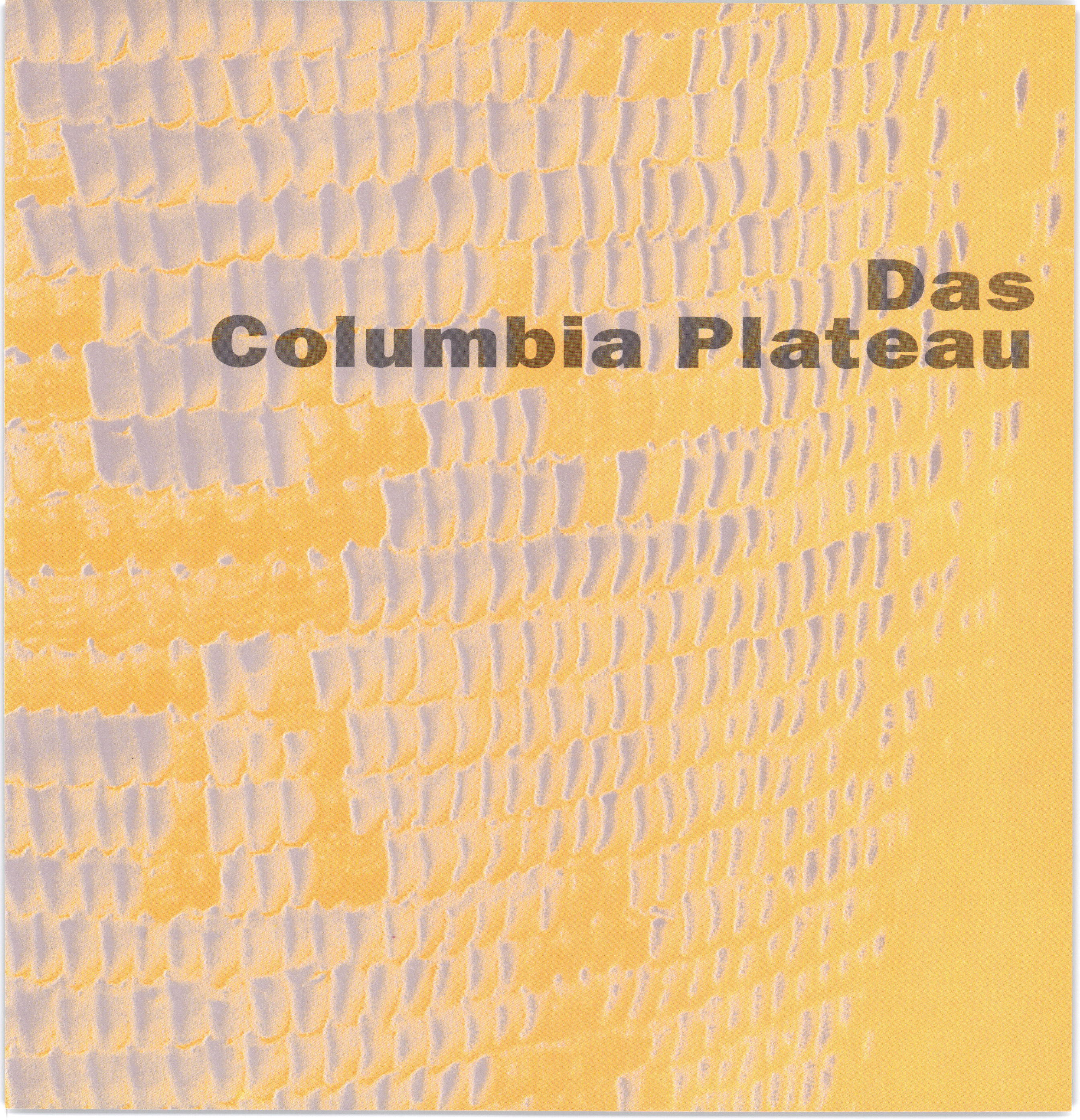

Das Columbia Plateau

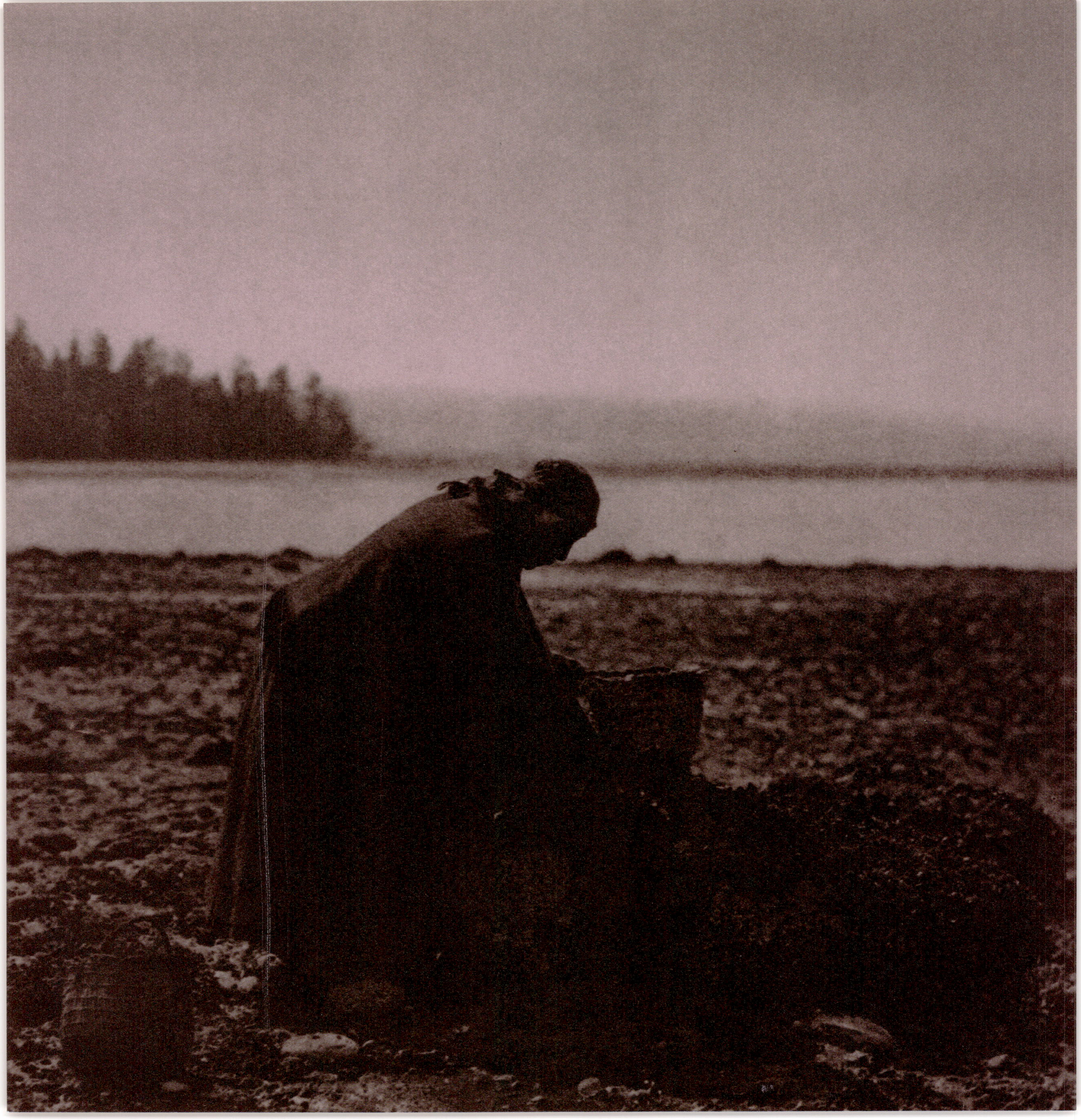

Statuette der Salish von der Küstenregion des Columbia Plateaus. Eine junge Frau hält ihr Baby in einer Wiege

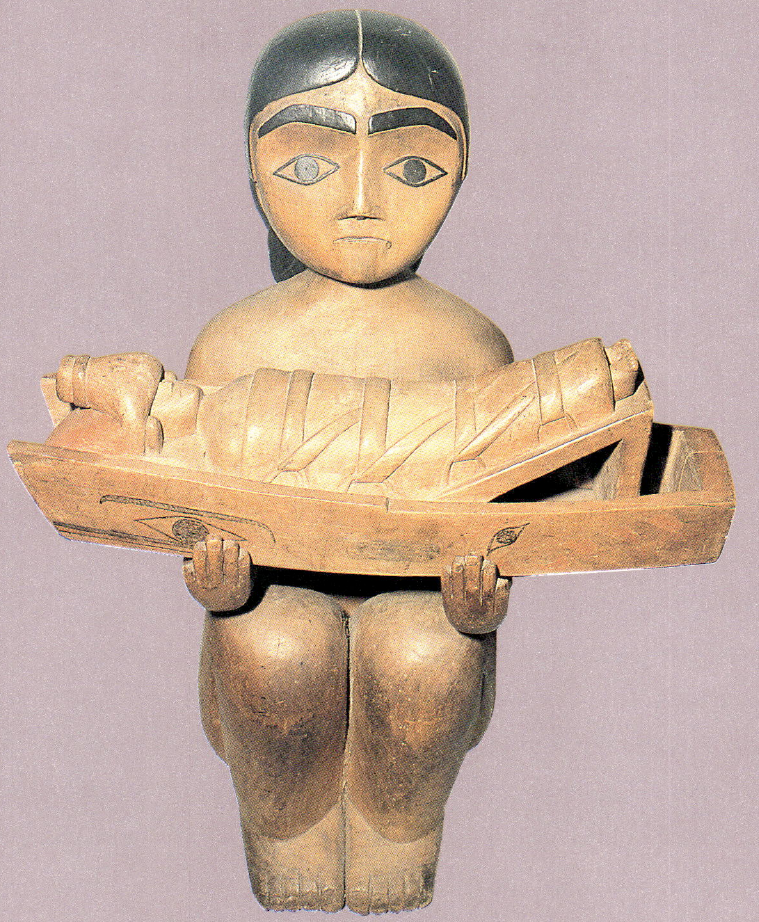

Das Plateau hat mit den Great Plains viel gemein, doch die dort herrschende Kultur war eine Mischform. Sie hatte viele Elemente von den Indianern der Nordwestküste übernommen, aber etliche der wichtigsten Stämme – die Flathead oder Salish, Kutenai, Nez Percé, Kalispel, Cayuse, Umatilla und Coeur d´Alène – zogen regelmäßig über die Berge, um in den Plains zu jagen. Sie besaßen schon vor den meisten Präriestämmen Pferde und wurden später ebenso wie diese zu berittenen Jägern und Plünderern. Da ihre Kultur bereits eine Mischform war, übernahmen sie rasch auch Ideen der Europäer.

Muschelsammlerin der Salish bei der Arbeit. Zur Nahrung der Salish gehörten auch Muscheln, Austern und Krabben, die sie gekocht oder roh aßen und deren Schalen als primitives Werkzeug dienten.

Was heute von ihrer traditionellen Kultur noch übrig ist, orientiert sich allerdings sehr stark an den Plains.

Das Gebiet um den Fraser River, der das Plateau im Norden durchzieht, ist eine der Fundstätten PRÄHISTORISCHER STEINSKULPTUREN. Dort fand man zweitausend Jahre alte Specksteinplastiken, die bei den auf dem Plateau lebenden Stämmen der Salish in Zusammenhang mit den Initiationsriten anläßlich der Geschlechtsreife der Mädchen noch in historischer Zeit eine Rolle spielten. Zu der Zeit, als die Europäer ins Land kamen, machten die Salish stark stilisierte Holzschnitzereien, die jedoch, verglichen mit den Arbeiten ihrer Nachbarn an der Küste, primitiv wirken.

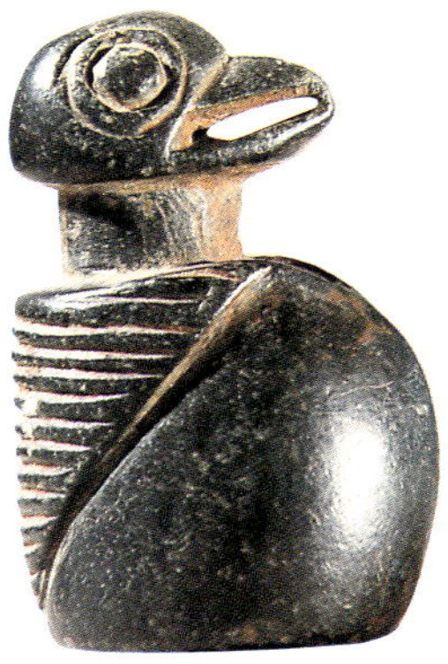

Prähistorische Specksteinpfeife aus dem Gebiet des Fraser River.

Das Plateau brachte auch eine weiche KORBFLECHTEREI hervor, die starke Ähnlichkeit mit den geflochtenen Textilien des Nordostens aufwies. Aus Hundsgift flocht man flache »Maishülsen«-Beutel, die mit Bärengras verziert wurden. Im 19. Jahrhundert ersetzten Baumwollfasern die Hundsgiftgewächse, und gefärbte Maishülsen ersetzten das Bärengras. In neuerer Zeit sind die Verzierungen aus Wolle.

Die ganze Oberfläche des Flechtwerks wurde mit Verzierungen versehen. In den lebhaften Farben vor hellem Grund und den geradlinigen Mustern zeigen sich Einflüsse der Nordwestküste und der Plains. Wie bei ähnlichen Beuteln der Ostküstenstämme trugen auch hier beide Seiten unterschiedliche Muster.

Die Salish entwickelten einen WEBSTUHL, mit dem sie ein fortlaufendes Gewebe produzieren konnten, das sie zerschnitten, um dekorative Decken daraus zu machen, die ausschließlich den Vornehmen vorbehalten waren. Sie verwendeten ein großes Spektrum an Materialien. Zum Weben wurden Pflanzenfasern, Wolle von Bergziegen, Hundehaare einer besonderen, heute ausgestorbenen Rasse, Daunen und Binsenflaum gesammelt und gesponnen. Zu Beginn des 19. Jahrhunderts erweiterte sich die Farbpalette der Salish durch die nun von ihnen im Tauschhandel zu erwerbenden industriell gefertigten Garne beträchtlich. Ihre Muster waren geometrisch – Schachbretter, Zickzacklinien, Dreiecke und Rauten. Manchmal überzogen sie die gesamte Oberfläche, doch zumeist waren sie in Streifen angeordnet oder auf die Ränder beschränkt. Die Webkunst der Salish lag jahrzehntelang darnieder, doch in jüngster Zeit erlebte sie in British Columbia einen neuen Aufschwung.

Die Wasco machten biegsame Körbe zylindrischer Form, die sowohl abstrakte als auch gegenständliche Verzierungen trugen. Da gegenständliches Dekor in der präkolumbianischen Indianerkunst kaum vorkam, nimmt man im allgemeinen an, daß Körbe mit einem solchen Dekor erst nach dem Kontakt mit den Europäern entstanden. Dagegen spricht allerdings, daß schon die allererste Expedition, die 1805 zu den Wasco kam, mit einem Korb zurückkehrte, der stilisierte menschliche Gesichter und Tiere zeigte.

Viele Indianervölker bemalten ihre Gesichter und Körper, doch die »negative« Technik der Bemalung, die der auf dem nördlichen Columbia Plateau beheimatete Stamm der Thompson verwendete, war in ihrer

Art etwas Besonderes. Die Thompson bemalten große Bereiche der Haut einheitlich dick mit Farbe und kratzten dann Muster hinein, wobei sie Kieferknochen des Rotwildes zu Hilfe nahmen, um parallele Linien zu ziehen. Indianer bemalten sich in der Regel selbst, wobei sie bis zur Einfuhr der Glasspiegel durch die Europäer eine mit Wasser gefüllte Schale als Spiegel benutzten. Im späten 19. Jahrhundert folgten die Yakima und andere Plateaustämme dem Trend der Plainsindianer und schufen realistische Bilder von Menschen, Tieren, Pflanzen in Perlarbeit. Dabei setzten sie die zur Verfügung stehenden Farben auf außergewöhnlich effektvolle Weise ein.

Korb der Salish; ein typisches Beispiel für die Korbflechterei der auf dem Columbia Plateau lebenden Stämme.

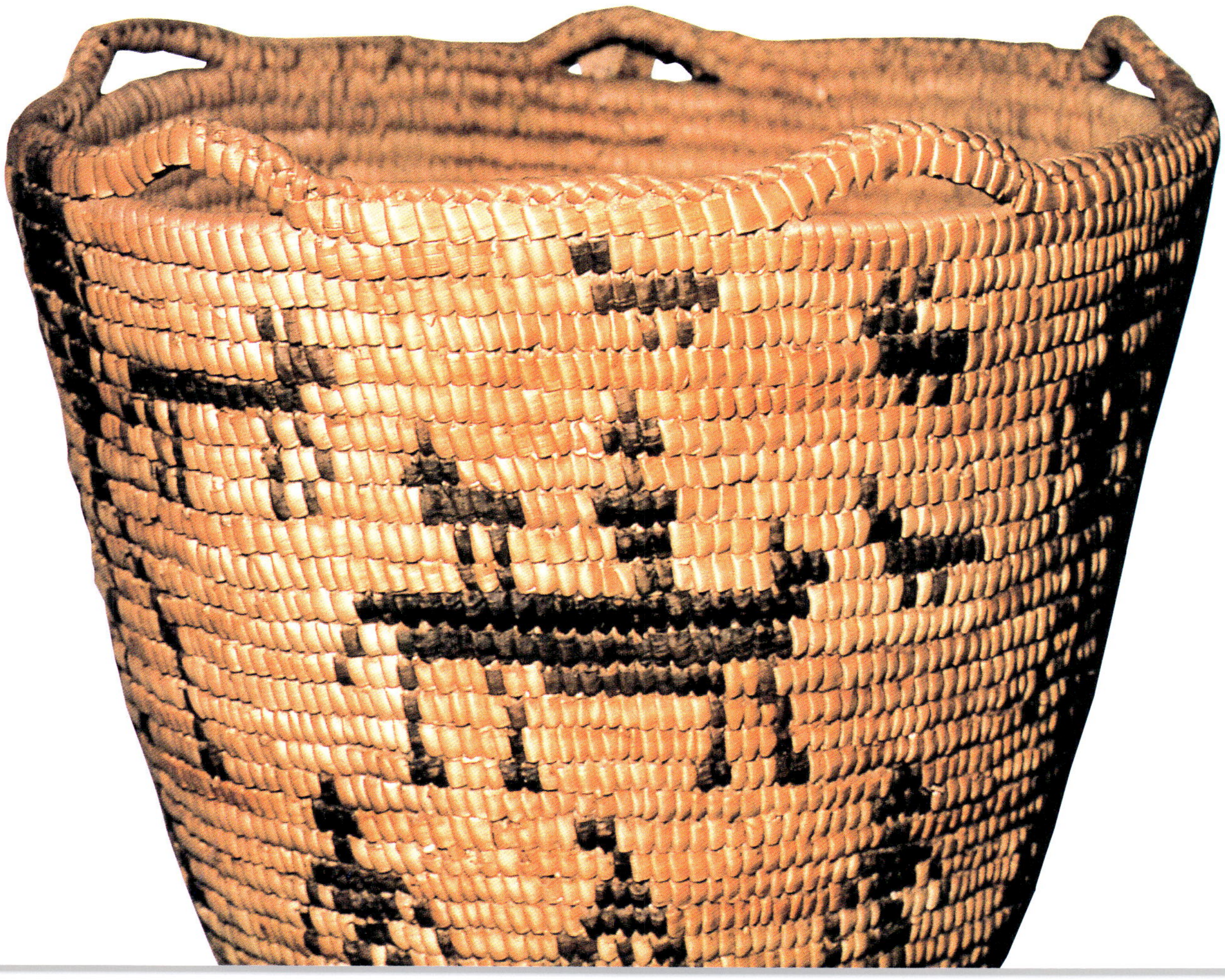

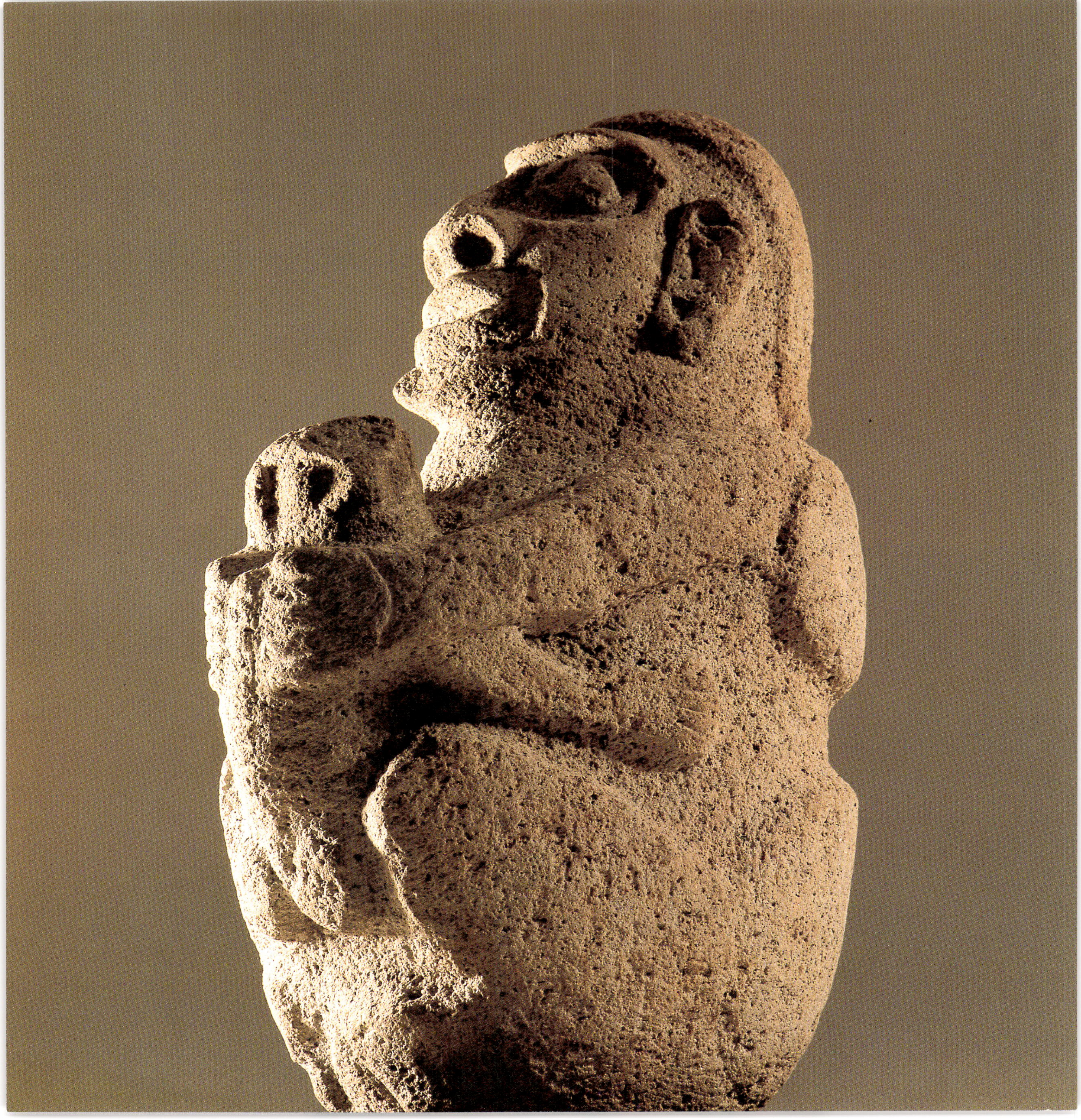

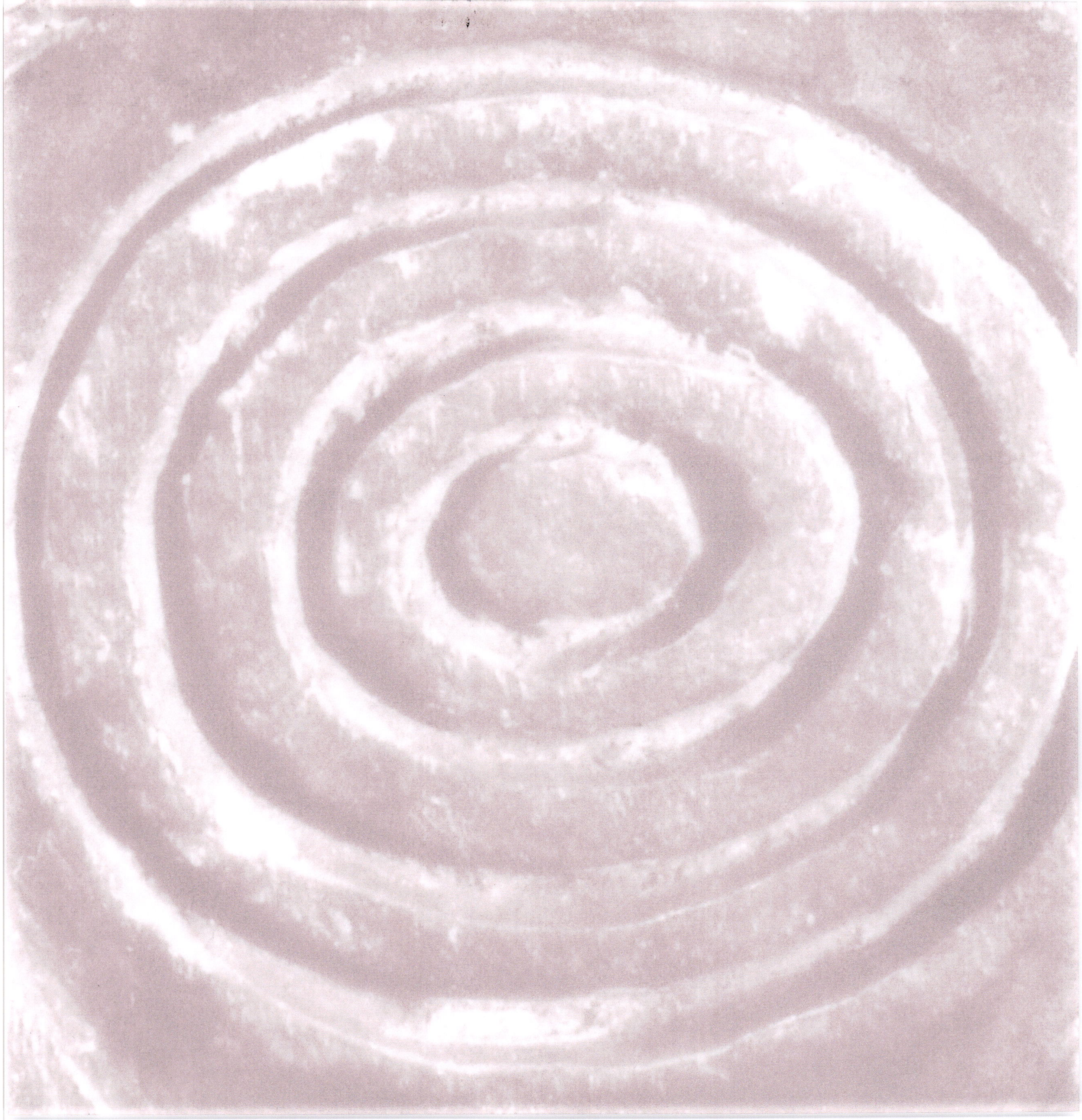

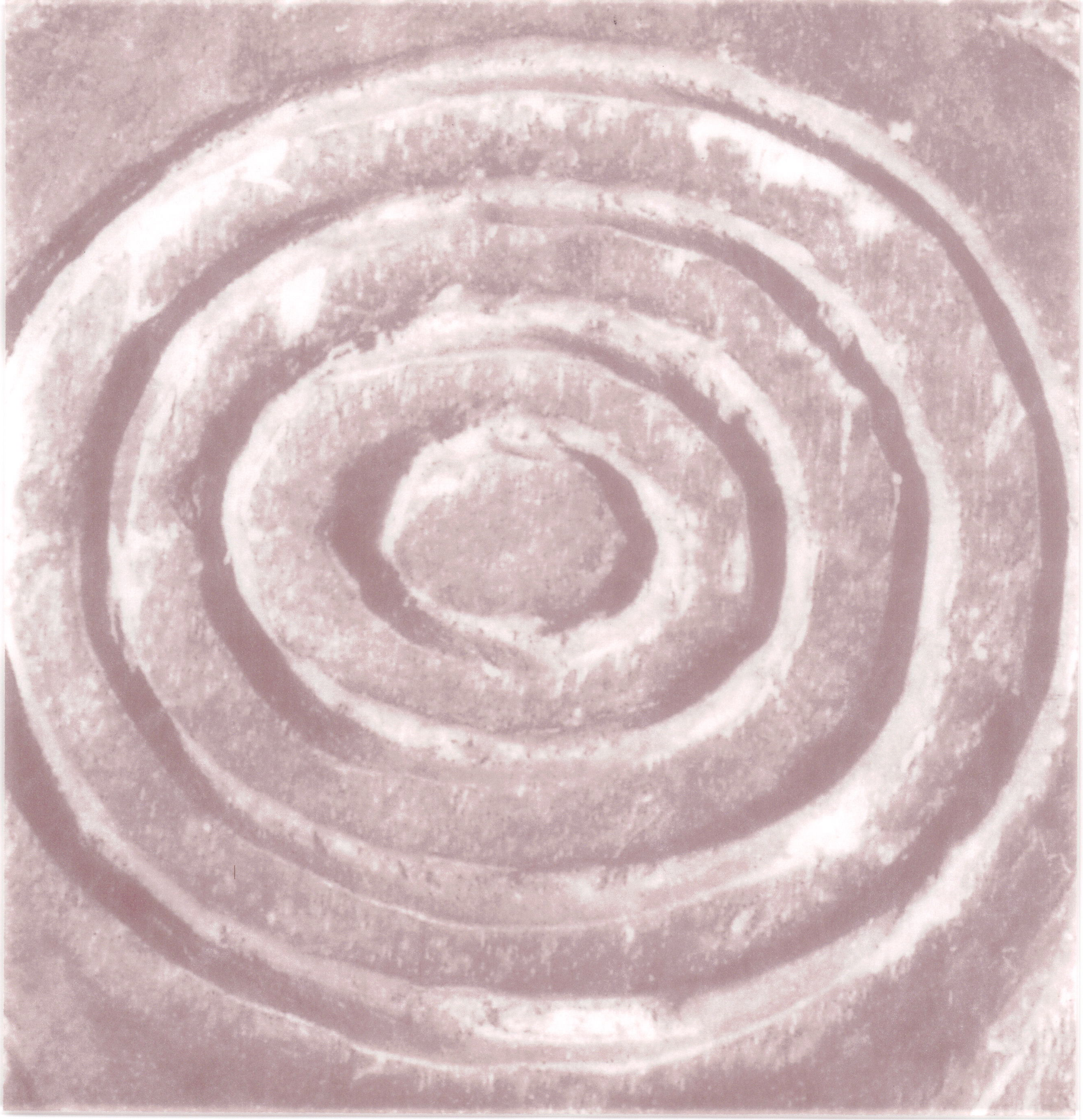

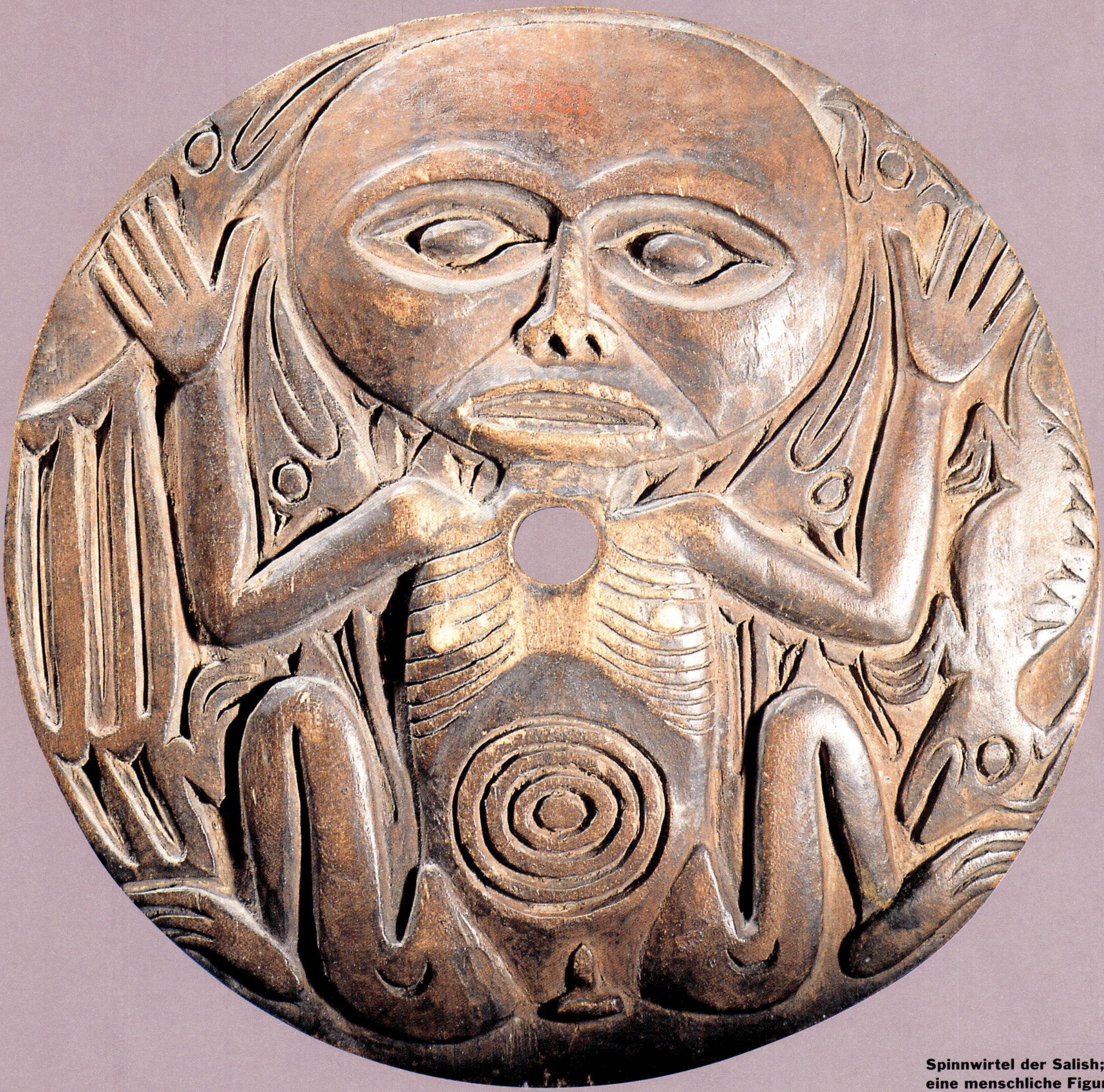

Spinnwirtel der Salish; sie zeigt eine menschliche Figur, Vögel und einen Otter.

Gegenüber: Steinernes Doppelbildnis; es zeigt von der Seite gesehen eine stillende Frau, von vorne gesehen einen Mann mit erigiertem Phallus.

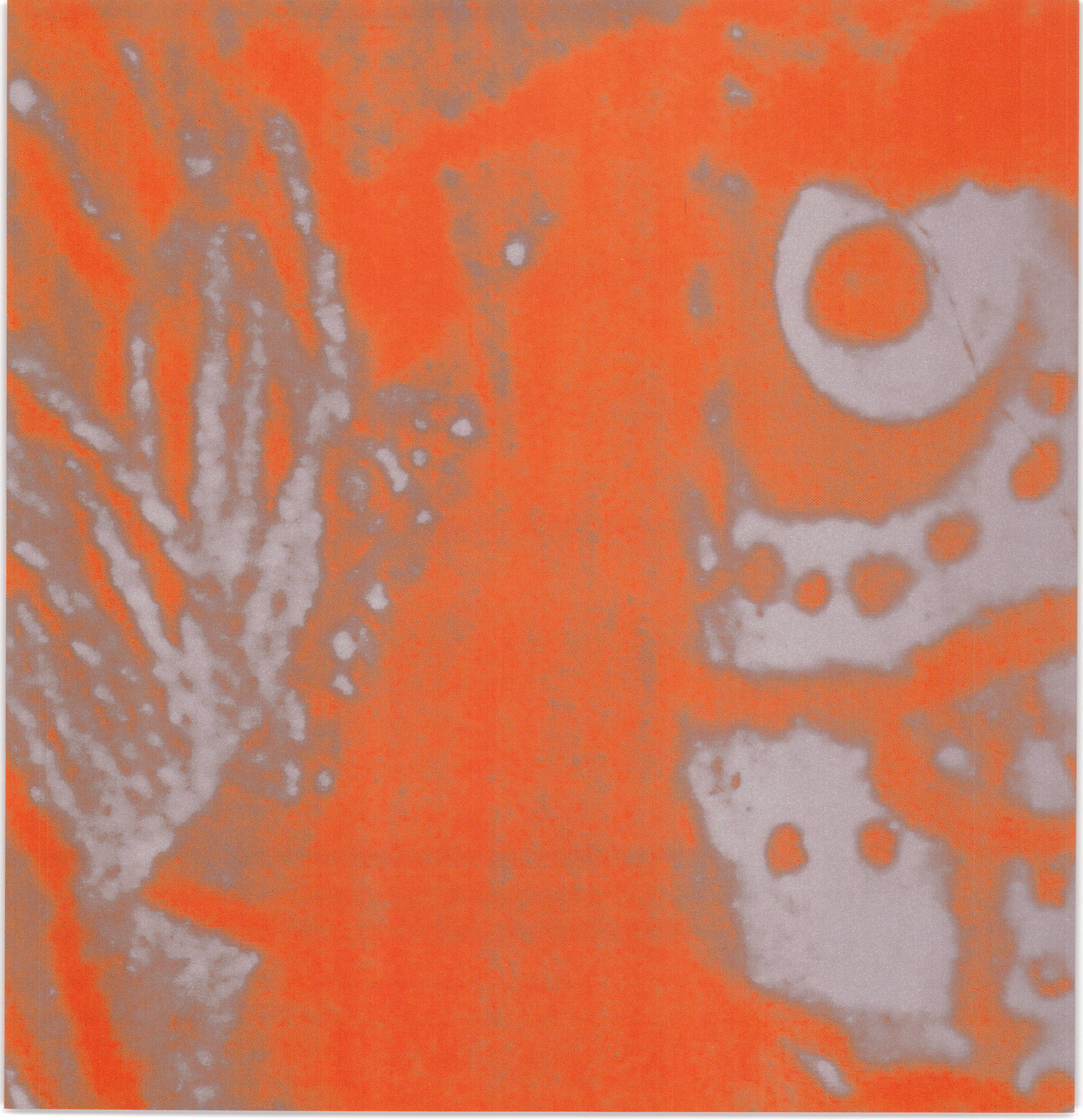

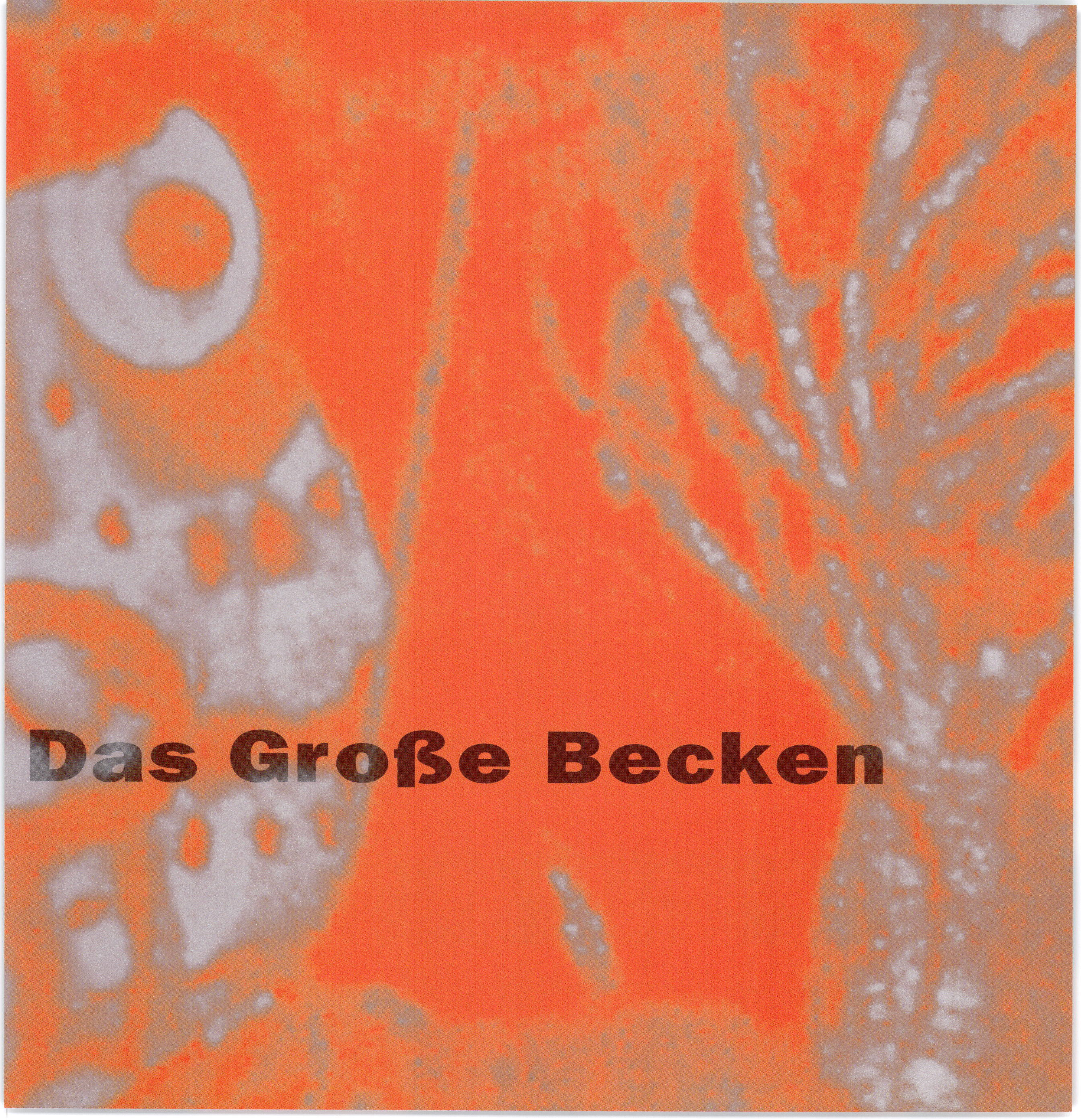
Das Große Becken

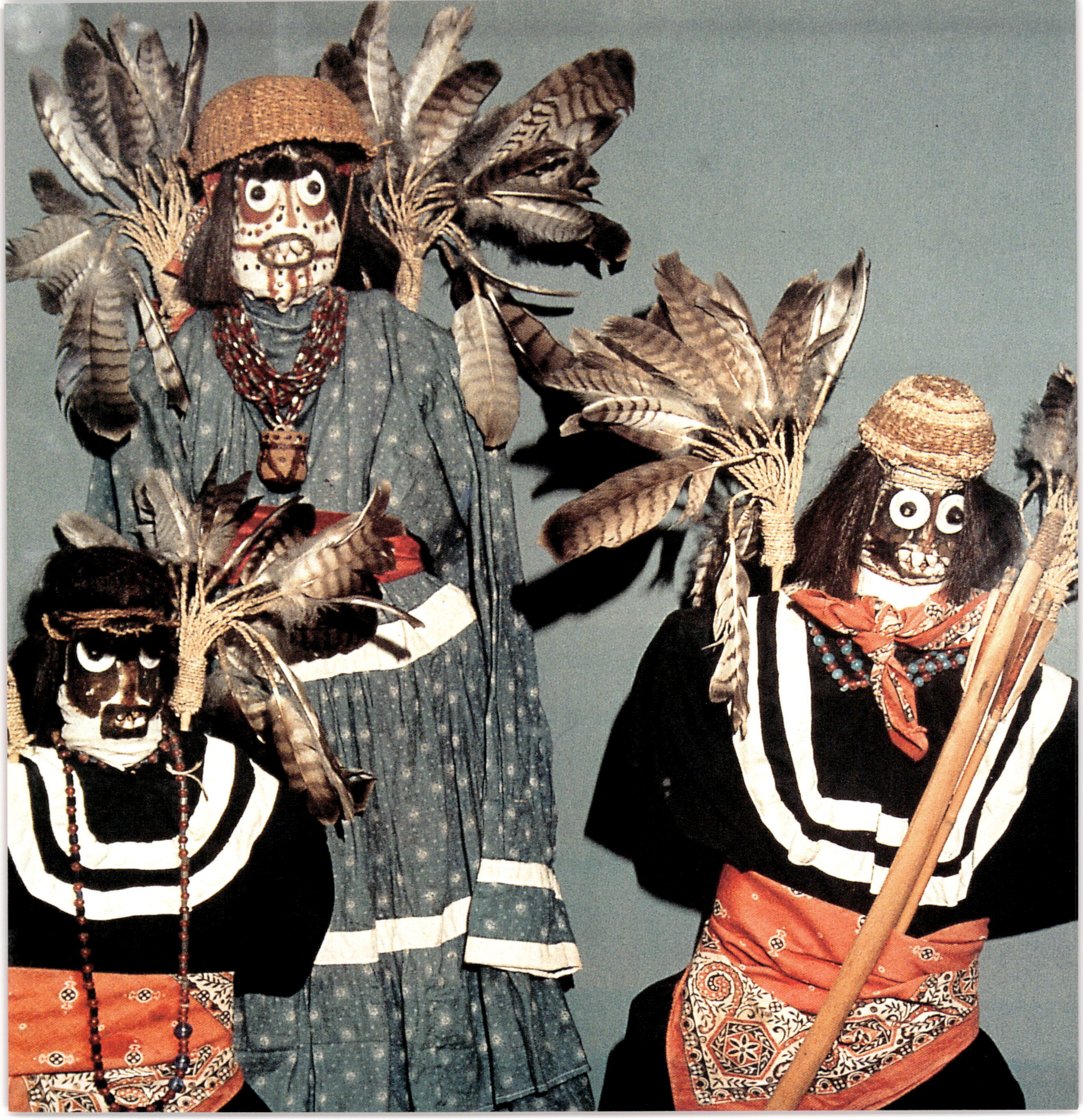

Muschelhalsband mit einem Anhänger aus Stein und Perlmutt; diente im Kuksu-Kult der Pomo, Patwin und Maidu der Verkörperung mythischer Gestalten.

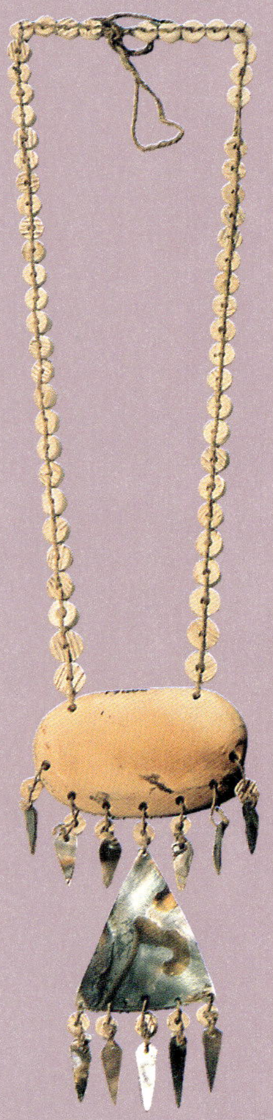

Das Leben im Großen Becken war hart. EINE UNBARMHERZIGE WÜSTENLANDSCHAFT, IN DER DIE NOMADENFAMILIEN DER SHOSHONE, UTE UND BANNOCK MÜHSAM IHR LEBEN FRISTETEN. Ihre hauptsächliche Nahrungsquelle waren Eselhasen, aus deren Fellen sie ihre Kleidung machten. Davon abgesehen ernährten sie sich von Mäusen und Insekten – besonders Heuschrecken – sowie von Beeren und Pinienkernen.

Die Menschen des Großen Beckens lebten nicht in Stammesverbänden. Im Sommer, wenn die Sonne den Boden der Senke ausdörrte, wanderten die Familien zu den umliegenden Bergen. Im Winter kehrten sie zurück, um den Schneefällen zu entgehen.

Die Indianer des Großen Beckens übernahmen viele Praktiken der Plainsindianer. Die Shoshone fingen Ende des letzten Jahrhunderts an, Tierhäute im gegenständlichen Stil der Plainsindianer zu bemalen, um sie an Touristen zu verkaufen. Die Ute bemalten Wildleder in einem Stil, den sie den Umhängen der Santee-Dakota abgeschaut hatten, wobei sie das von den Dakota verwendete Motiv eines stilisierten Bisons durch ein geometrisches, immer sechseckiges Muster ersetzten.

Die Stämme der Mono und Washoe machten PERLENHALSKETTEN, während die Paiute die Außenseite ihrer Körbe mit Perlstickerei versahen. Die Paiute waren vor allem für ihre gewebten Pelztextilien berühmt.

Die Klamath flochten Körbe, die denen ihrer unmittelbaren nördlichen Nachbarn auf dem Plateau ganz ähnlich waren, doch sie verfilzten die Flechtfäden mit einem ganzen Schlag statt mit einem halben. Die berühmtesten Korbflechter des Großen Beckens waren jedoch die Washoe, deren in Wickel- oder Spiralwulsttechnik gearbeiteten Körbe in ihrer Machart den Körben der Apachen verwandt waren. Eine besonders geschickte Korbmacherin der Washoe, die 1925 gestorbene Datsolalee, war berühmt für ihre fein geflochtenen Wickelkörbe, bei denen der Grundstrang mit über achtzig Wicklungen pro Zentimeter

Begräbnispuppen, wie sie die in Südkalifornien lebenden Degueros in der Wikurak-Zeremonie verwendeten.

umstochen war. Sie waren mit einer Vielfalt repetitiver traditioneller Motive verziert und wurden eigens zum Verkauf an weiße Amerikaner oder Europäer hergestellt.

Die Indianer Kaliforniens waren hervorragende Korbmacher. Ihre Hängekörbe waren mit Federn, Perlen aus Muschelschalen und Abalonen-Perlmutt verziert. DIE INSPIRATION ZU DIESEN KÖRBEN WURDE IHNEN, WIE SIE BEHAUPTETEN, AUS EINER ANDEREN WELT ZUTEIL, UND MANCHMAL HATTEN DIE KÖRBE AUCH EINE RELIGIÖSE FUNKTION. Die Farben der Federn waren von symbolischer Bedeutung. Gelbe Stärlingsfedern bedeuteten Liebe und Treue, die roten Federn des Spechts symbolisierten Stolz und Mut, schwarze Wachtelfedern bedeuteten Liebe und Schönheit, grüne Entenfedern Vorsicht und Verschwiegenheit, die

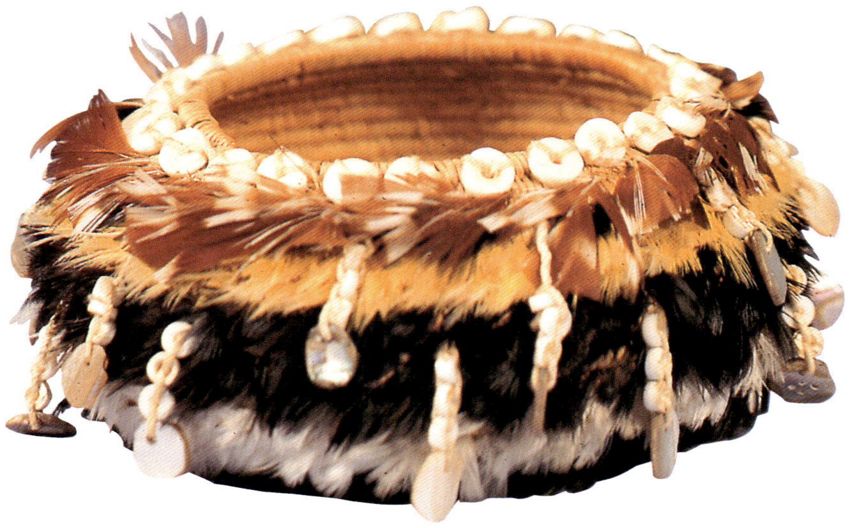

blauen Federn des Eichelhähers List und betrügerische Gerissenheit und weiße Muschelschalen Reichtum und Großzügigkeit.

DIE SCHÖNSTEN KÖRBE MACHTEN DIE FRAUEN DES POMO-STAMMES.

Kostbarer Korb (»Juwelenkorb«) der Pomo, mit bunten Federn überzogen.

Man nannte sie »Juwelenkörbe«, sie wurden Frauen zum Fest ihrer Geschlechtsreife und zu ihrer Hochzeit geschenkt. Ihre komplizierten Flechtmuster waren hinter Mosaiken aus farbigen Federn verborgen. Beim Tod einer Frau wurden ihre berühmten Körbe mit ihr verbrannt, zum Entsetzen der Europäer, für die sie Sammlerobjekte waren.

Die Frauen der Pomo waren so stolz auf ihr Fähigkeiten als Korbmacherinnen, daß sie gerade die am schönsten verzierten Körbe für den Alltagsgebrauch nutzten. Sie prunkten auch mit winzigen Miniaturkörben, die alle Merkmale eines normalgroßen Korbes aufwiesen, doch nicht einmal einen Durchmesser von drei Zentimetern hatten.

Das Korbmachen war eine auschließlich den Frauen vorbehaltene Beschäftigung. Die Männer der Chumash hingegen waren bekannt für ihre Felsmalerei, die sie im allgemeinen unter dem Einfluß eines Tranks aus stark halluzinogen wirkendem Stechapfelsud schufen, wenn sie im Verlauf religiöser Zeremonien die Wände von Höhlen bemalten.

Manche ihrer Motive sind gegenständlich, doch sehr stark stilisiert. Das meiste ist ein rauschhaftes Labyrinth aus Zickzacklinien, Schachbrettmustern, Leitern, parallelen Linien, Dreiecken, Kreisen, Winkeln und zahlreichen anderen geometrischen Formen. Manche dieser Formen scheinen eine symbolische Bedeutung zu haben, während andere sich anscheinend ausschließlich der Einnahme von Rauschmitteln verdanken.

Die letzten Chumash-Felsenmalereien entstanden im 19. Jahrhundert, UND HEUTE GIBT ES KEINE CHUMASH MEHR, DIE IHRE BEDEUTUNG ERKLÄREN KÖNNTEN.

Prachtvoller Pomo-Korb, verschwenderisch mit Federn, Perlen aus Muschelschalen und Abalonenperlmutt verziert.

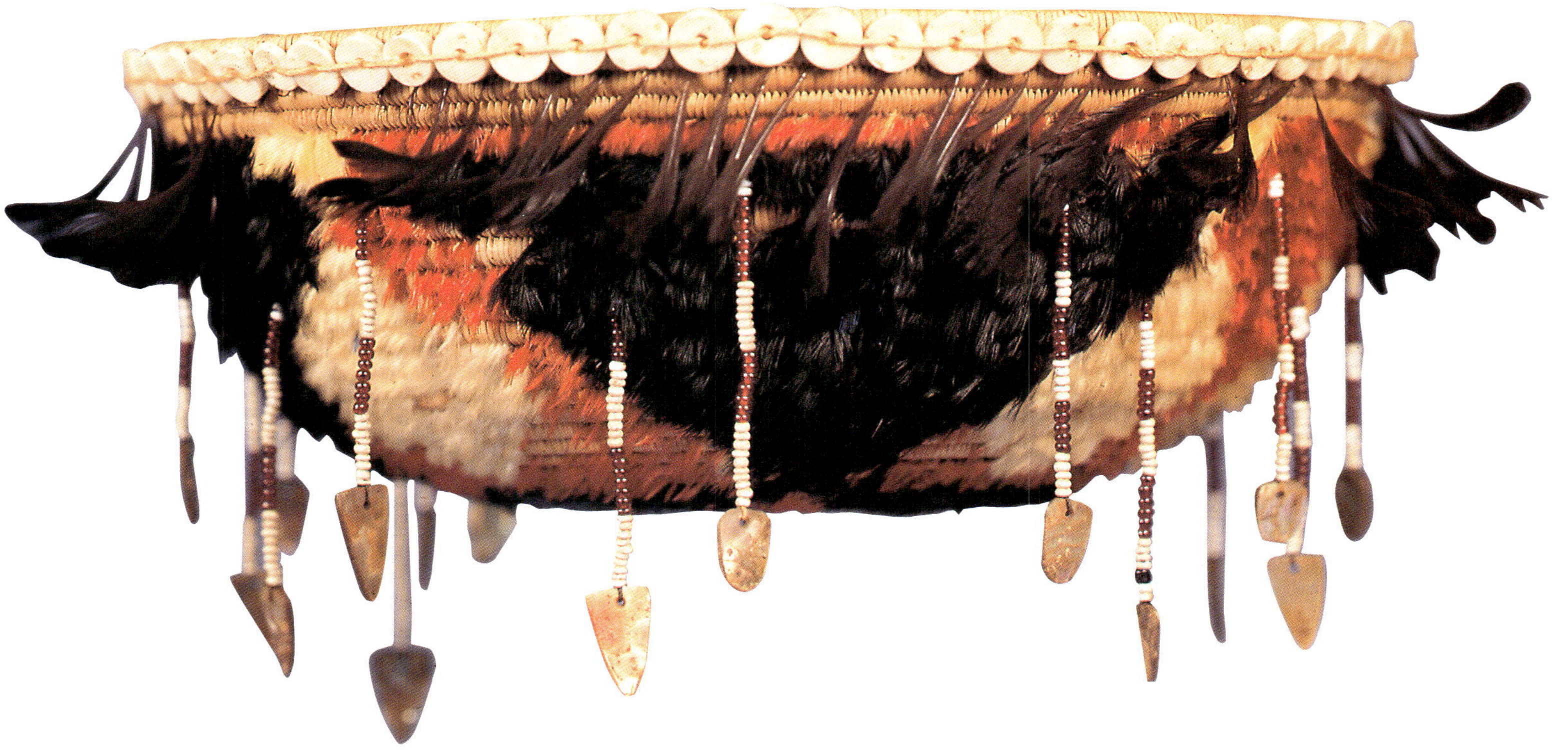

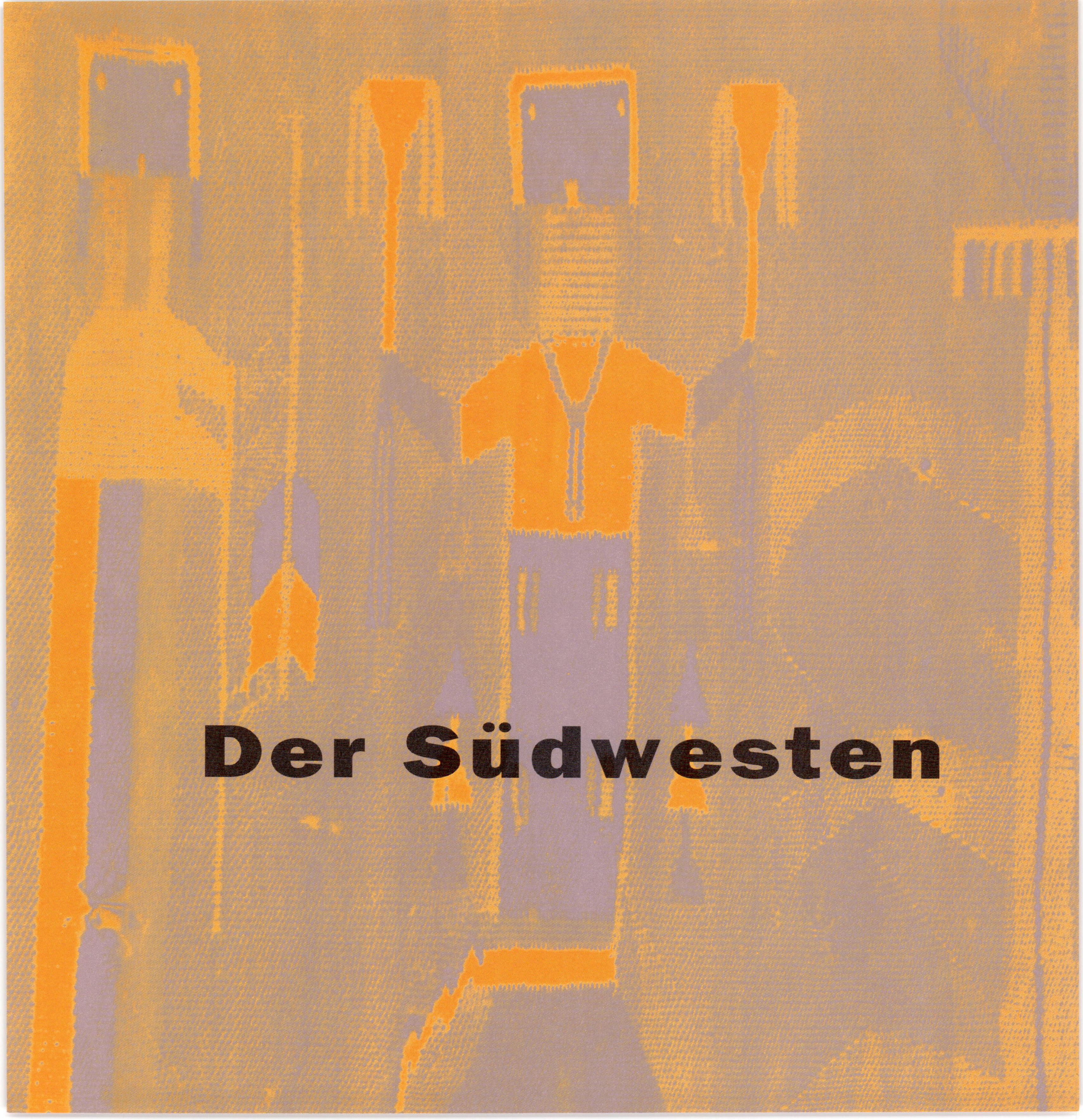
Der Südwesten

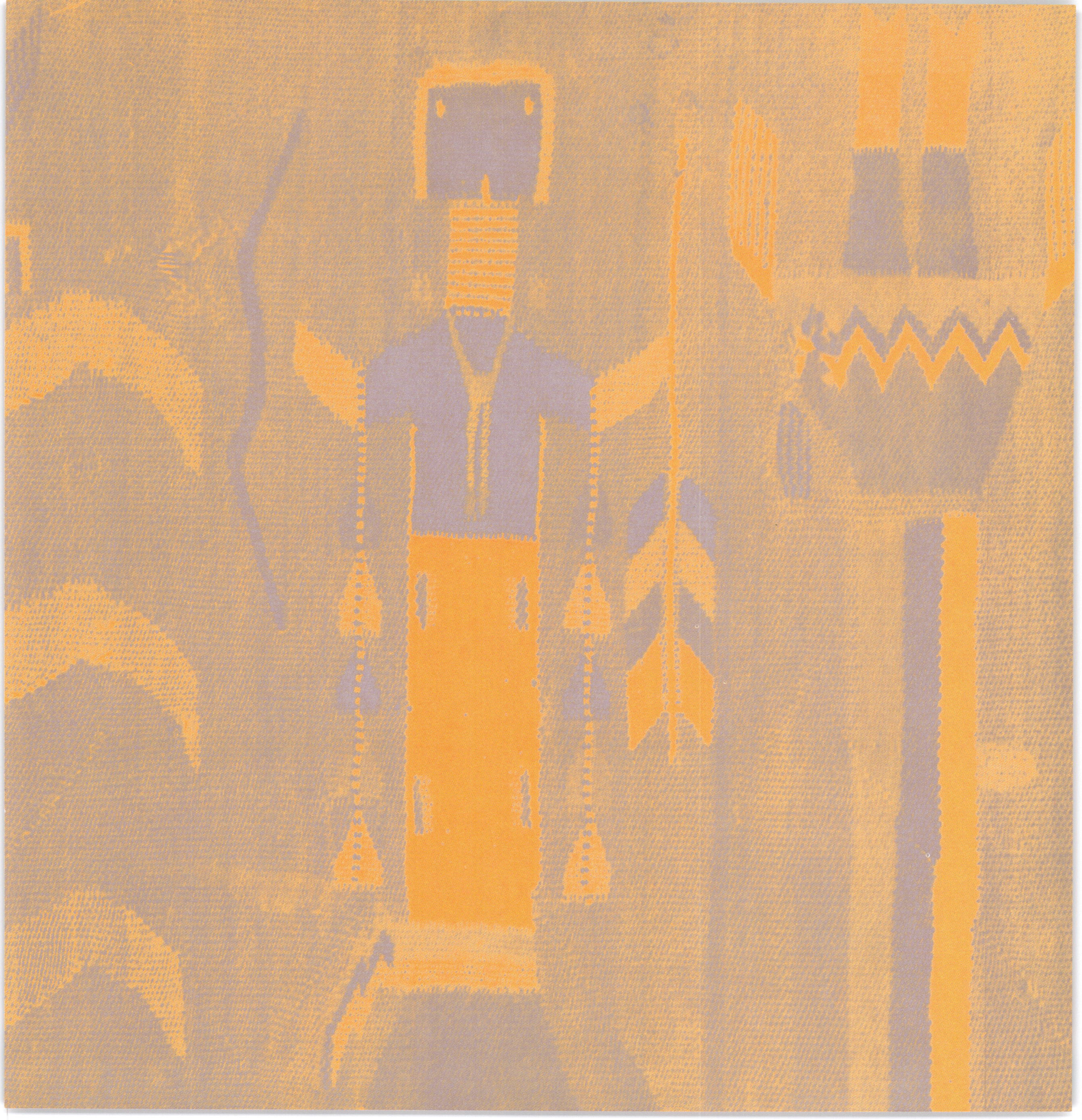

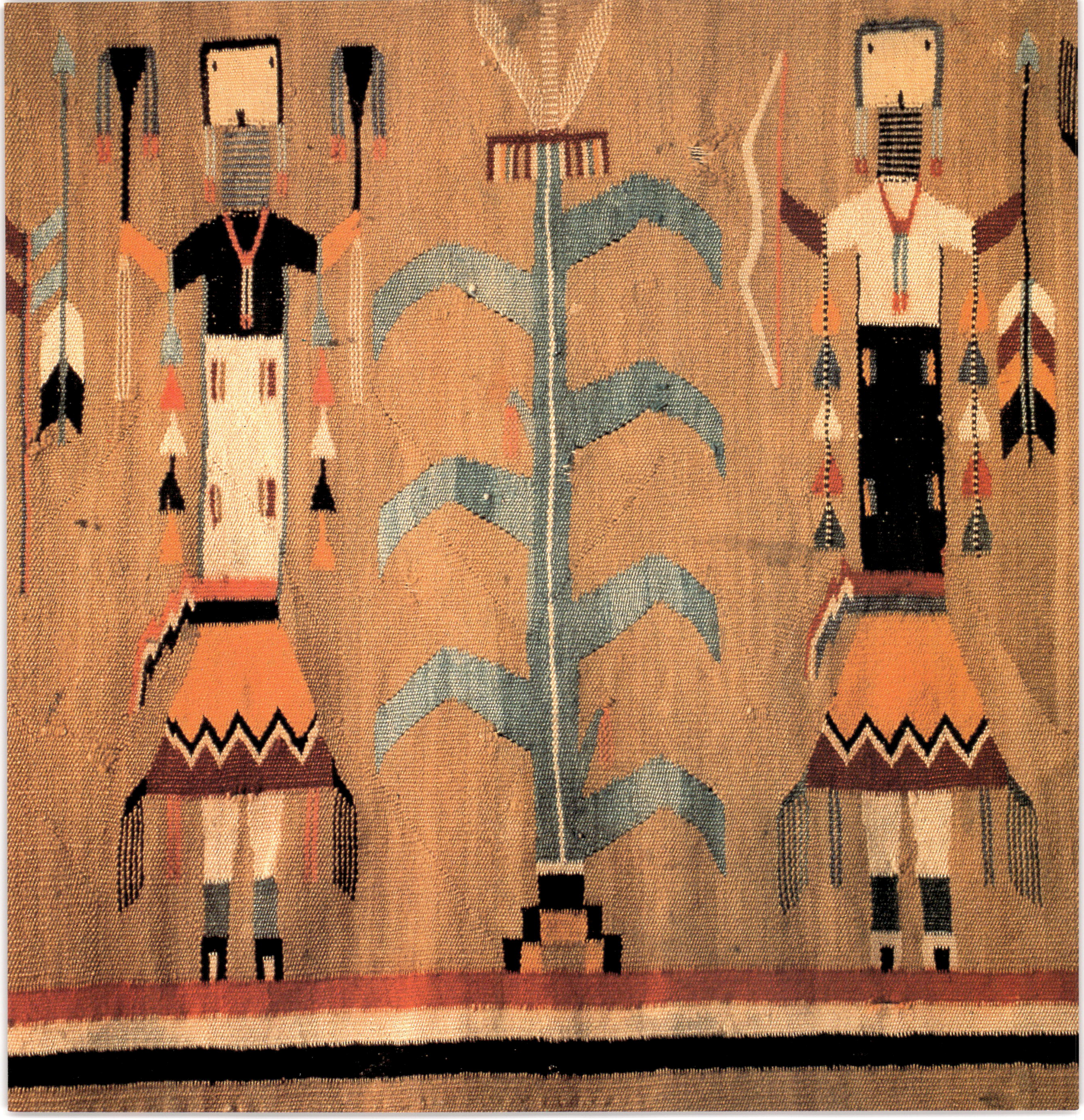

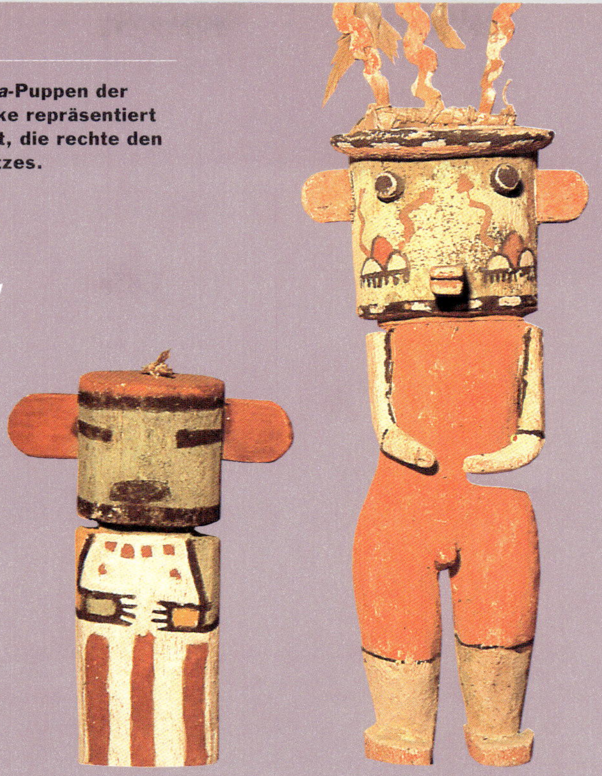

Zwei *Kachina*-Puppen der Hopi, die linke repräsentiert den Maisgott, die rechte den Gott des Blitzes.

Viele der Indianervölker des Südwestens sind mit den höherentwickelten Kulturen verwandt, die in Mexiko und noch weiter südlich beheimatet sind. Die Sprache der Hopi ist der Sprache der Azteken entfernt verwandt, und eine ihrer traditionellen *Kachina*-Puppen hat Ähnlichkeit mit dem alten mexikanischen Erd- und Regengott Tlaloc.

Obwohl die Indianer diese *Kachina*-Puppen ihren Kindern gaben, waren sie kein Spielzeug. SIE WAREN DIE IRDISCHEN REPRÄSENTATIONEN DER AHNENGEISTER. Die gleichen Geister wurden auch von maskierten und kostümierten Figuren in Zeremonien dargestellt und auf die Wände der *Kivas* gemalt – halb unterirdische Zeremonialkammern, von denen die Hopi glaubten, daß ihre Urahnen daraus aufgetaucht seien.

Auf einer Sandmalerei basierende Navajodecke aus dem 19. Jahrhundert; sie zeigt über einem Regenbogen zwei übernatürliche »heilige Leute« und zwischen ihnen die heilige Maispflanze, die sie den Sterblichen zum Geschenk machten.

Die Kachinas wurden von den Männern der Hopi aus getrockneten Pappelwurzeln geschnitzt, die mit einer Handsäge auf die richtige Größe gebracht wurden. Dann wurde mit Beil, Stechbeitel, Messer und Raspel die Figur herausgearbeitet. Arme und Teile der Kleidung wurden getrennt geschnitzt und mit Dübeln befestigt.

Die fertige Puppe wurde abgeschmirgelt, mit einer feinen Lehmpaste überzogen und dann bemalt. Die mineralischen und pflanzlichen Farbstoffe, die man früher verwendete, sind inzwischen ersetzt worden, zuerst durch Aquarell- und Plakatfarben, heute durch Acrylfarben. Man gab sie den Kindern, um sie über die Welt der Geister zu belehren.

Die Männer machten *Kachinas*, die Frauen flochten KÖRBE. Die Indianer des Südwestens glaubten, das Korbflechten sei eine jener Künste, die die Frauen am Anbeginn der Zeit von den Göttern gelernt hätten. Körbe wurden nicht nur zum Transportieren und Aufbewahren benutzt, sondern dienten auch als Modell für Töpfe. Zudem hatten sie auch einen religiösen Verwendungszweck. Bei den Apachen, die die besten Korbflechter waren, spielten geflochtene Schalen eine wichtige Rolle bei den Initiationsriten, die aus Anlaß der Geschlechtsreife der heranwachsenden Frauen abgehalten wurden. Die Navajos hingegen hatten heilige geflochtene Hochzeitsteller, während die Hopi glaubten, daß niemand die Unterwelt ohne seine »Hochzeitsplakette« aus Flechtwerk betreten könne. Die Körbe wurden aus Yucca und Gras geflochten und dann mit mineralischen oder pflanzlichen Farbstoffen gefärbt. Als

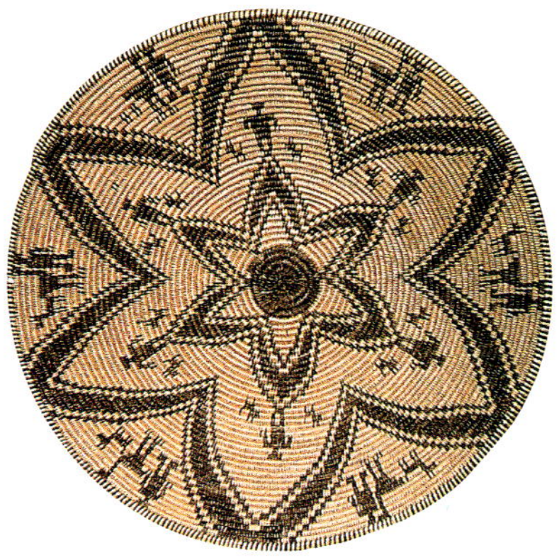

fabrikmäßig hergestellte Farbstoffe im Handel erhältlich waren, änderte sich an der Farbpalette der Körbe nur wenig. Obwohl die Muster Namen tragen, die auf in der Natur vorkommende Dinge verweisen (»Schildkröte«, »Coyotenspuren«, »Hirsche in den Wäldern«), sind sie in der Regel zu stark stilisiert, um als Abbildungen erkennbar zu sein. Hakenkreuze sind allgemein übliche Muster. Gelegentlich allerdings, besonders auf frühen Anasazi-Korbwaren, tauchten auch Darstellungen von Menschen und Pferden auf, später sogar von Kamelen, die die US-Armee im Südwesten ohne Erfolg einzuführen versuchte.

Geflochtene Schale der Apachen, mit Bildern von Menschen, Hunden und Pferden verziert.

Navajoteppich in Rot und Blau aus Germantown-Garn, ca. 1880.

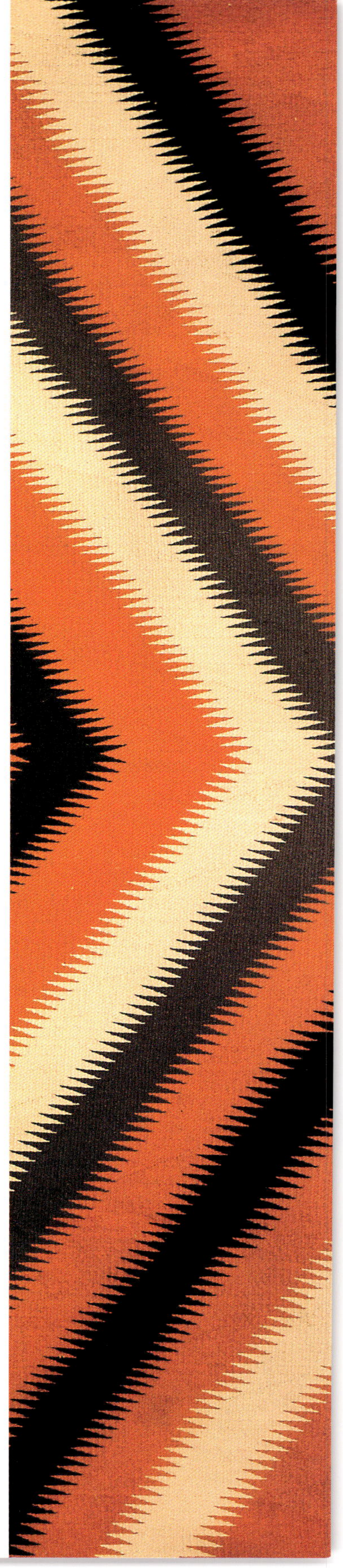

Die Anasazi, die Vorfahren der heutigen Puebloindianer, verwendeten zum Weben feingesponnene Yuccafasern oder Hanf, wärend andere Indianerstämme der südwestlichen Berge Schafswolle, Kaninchenfell, Federn, Pflanzenfasern und Baumwolle verwendeten, die in diese Region vor etwa zweitausend Jahren eingeführt wurde. Doch es waren die NAVAJOS, die anderen Neuankömmlinge in diesem Gebiet, DIE DAS WEBEN VON STOFFEN ZU EINER KUNSTFORM ENTWICKELTEN.

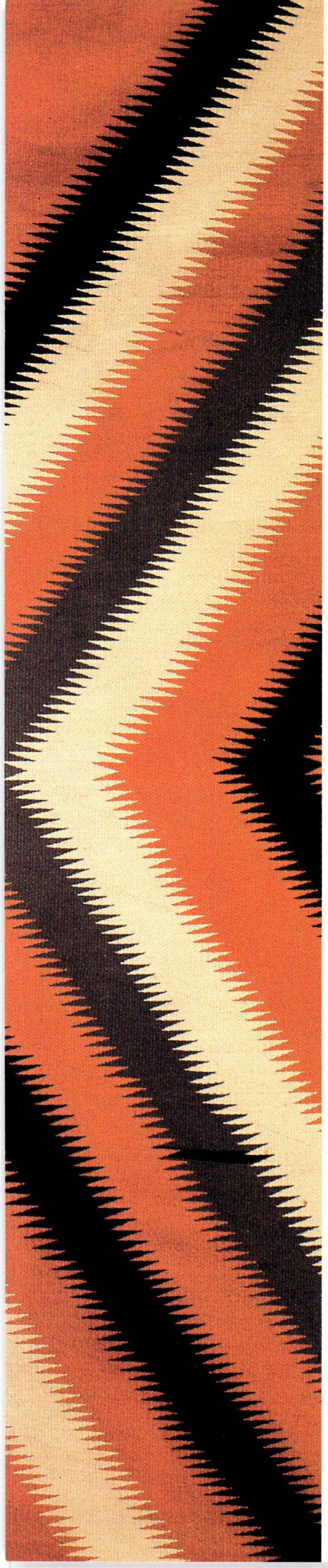

Die Navajos begannen Schafe zu züchten, nachdem diese Tiere um 1600 durch die Spanier ins Land gebracht worden waren. Das Weben lernten sie von Puebloindianern, die nach dem unglücklichen Ausgang ihres Aufstands gegen die Spanier von 1680 in den Festungen der Navajos Zuflucht gesucht hatten.

Als europäische Kleidung eingeführt wurde, trennten die Navajofrauen sie auf und verwendeten die Fäden als Rohmaterial. Die Spezialität der Navajos waren Decken, als deren klassische Zeit die zweite Hälfte des 19. Jahrhunderts gilt. Die älteren Muster sind von denen der klassischen Navajodecken kaum verschieden, doch sind nur noch Fragmente erhalten. Am Ende des 19. Jahrhunderts begannen die Navajos mit der Herstellung von Decken für den Verkauf an Weiße. Die zunehmende Kommerzialisierung führte bald zu sinkender Qualität, und die traditionellen Muster machten Bildern von Zügen, Häusern und amerikanischen Flaggen Platz.

Auch die SANDMALEREI haben die Navajos von den Pueblovölkern übernommen und zu einer eigenen magischen Kunstform weiterentwickelt, bei der DER KÜNSTLER EIN SCHAMANE ODER MEDIZINMANN UND DAS MALEN BESTANDTEIL EINER HEILUNGSZEREMONIE IST. Für die Navajos ist eine Krankheit auch das körperliche Symptom eines spirituellen Defekts, einer Störung der kosmischen Harmonie. Aufgabe des Medizinmannes ist daher, die spirituelle Ursache der Krankheit festzustellen und diese Verletzung der Harmonie durch den Vollzug der geeigneten Riten zu heilen.

Die Heilungszeremonie besteht aus einer Reihe von Ritualen, Gesängen – von denen jeder Hunderte von Liedern enthält – und Sandmalereien. Es gibt vier- bis fünfhundert verschiedene Malereien, und die vorgeschriebenen Rituale, Lieder und Malereien müssen peinlich genau vollzogen, gesungen und ausgeführt werden, wenn die Heilungszeremonie erfolgreich sein soll.

Die Zeremonie findet in einem Hogan statt – einer traditionellen achtseitigen Hütte, die für diese Gelegenheit eigens durch ein Ritual präpariert wird. Verzierte Gebetshölzer, Essen, Tabak und Türkise werden vor den Hogan gelegt, um die Götter günstig zu stimmen. Der Patient wird mit Heilkräutern behandelt und mittels eines Schwitzbades gereinigt. Während etlicher Tage und Nächte werden eine Reihe von Zeremonien abgehalten, die zunehmend länger und komplexer werden.

Am fünften Tag beginnt die Sandmalerei. Der Medizinmann mischt in seiner Handfläche mineralische Farbstoffe mit Asche und streut sie auf ein Bett aus Sand, das mit der Lade eines Webstuhls geglättet wurde. Er läßt das Gemisch zwischen Zeige- und Mittelfinger herausrieseln und reguliert dabei mit seinem Daumen die Dosierung. Frauen werden in Gelb und Weiß dargestellt, Männer in Blau und Schwarz. Dann werden Kleidung, Waffen und heilige Symbole hinzugefügt. Das Motiv der Sandbilder sind immer die magischen Taten der Götter.

Sandgemälde können so klein sein wie ein Blatt Schreibmaschinenpapier, sie können aber auch einen Durchmesser von fast sechs Metern haben und den ganzen Boden des Hogans einnehmen. Komplexe Figuren können aus bis zu sechs Farbschichten bestehen. Bei Einbruch der Nacht muß das Gemälde vollendet sein. Dann wird es zerstört und der Kranke wird mit dem Sand des Bildes abgerieben. Mit dem Bild verschwindet die spirituelle Wurzel des Übels – die Heilung ist vollzogen.

Ein berühmter Medizinmann namens Hosteen Klah (»Linkshändiger Mann«) erklärte sich 1919 bereit, ein Sandgemälde in das Muster eines Wandteppichs zu übertragen. Damit verstieß er gegen zwei Tabus. Er machte das heilige Bild, dessen Macht doch gerade darin lag, daß es zerstört wurde, zu etwas Dauerhaftem. Außerdem übertrug er die männliche Kunst der Sandmalerei in die weibliche Kunst der Teppichweberei.

Hosteen Klah konnte diese Tabus nur wegen seines in der Navajogesellschaft hochgeachteten Status als *nadl,* als Mann-Frau, ungestraft brechen. Und man mußte ihm versprechen, daß sein Werk nur an der Wand hängen und niemals auf dem Boden liegen würde, damit keine Gefahr bestand, daß jemand auf die Götter treten würde.

Heute streuen Künstler der Navajos Sandbilder auf hölzerne Tafeln und bieten sie zum Verkauf an. Um kein Sakrileg zu begehen, ändern sie kleine Details, so daß diese Gemälde ohnehin keinem zeremoniellen Zweck dienen könnten.

Halsband aus Türkisen und silbernen Kürbisblüten der zu den Puebloindianeren gehörenden Zuni Neumexikos.

Auch die Puebloindianer kennen, wie bereits erwähnt, das Malen mit Sand, allerdings in einfacherer Form. Sie machten die Navajos auch mit dem Türkis bekannt, den in prähistorischer Zeit schon die alten Völker der Hohokam-Kultur geschürft und an die Azteken verkauft hatten. Entlang des Rio Grande setzten die Puebloindianer die Hohokam-Tradition komplizierter Einlegearbeiten aus Türkis und Gagat (Jett) fort.

Die Verarbeitung von Metall lernten die Navajos von den Mexikanern. In der Zeit der Deportation und Internierung des Stammes, die er dem »Westernheld« Kit Carson zu verdanken hatte, entwickelten die Navajos ihre Fertigkeiten weiter. Nach ihrer Freilassung wendeten sie sich der SILBERSCHMIEDEARBEIT zu und vervollkommneten DIE KUNST, TÜRKISE IN SILBER ZU FASSEN – eine Kunst, die sie an die Zuni weitergaben.

Die Zuni sind auch für ihre TÖPFEREI bekannt. Die Töpferkunst war Aufgabe der Frauen und hatte heilige Bedeutung. TÖPFE UND SCHALEN GALTEN ALS LEBENDE WESEN. Das Muster auf ihnen beginnt stets mit einer umschließenden Linie, die jedoch unterbrochen ist, damit der Geist des Gefäßes und alles in ihm Enthaltenen entkommen kann. Ein Schließen der Linie würde auch das Leben der Töpferin beschließen und ihren Tod zur Folge haben. Die Töpferinnen der Zuni machten für ihre Männer auch Krüge, die wie eine weibliche Brust geformt waren, mit der Brustwarze als Tülle, doch erwies sich das als unpraktisch, so daß die Brustwarzentülle weit nach oben versetzt wurde.

Die Töpferkunst besitzt bei allen Pueblovölkern eine lange Tradition. Jeder der Stämme entwickelte seinen eigenen Stil. Die Santa Clara zum Beispiel bevorzugen schwarzgrundige Töpferware, während die Acoma für die Dünnheit und Feinheit ihrer Arbeiten berühmt sind.

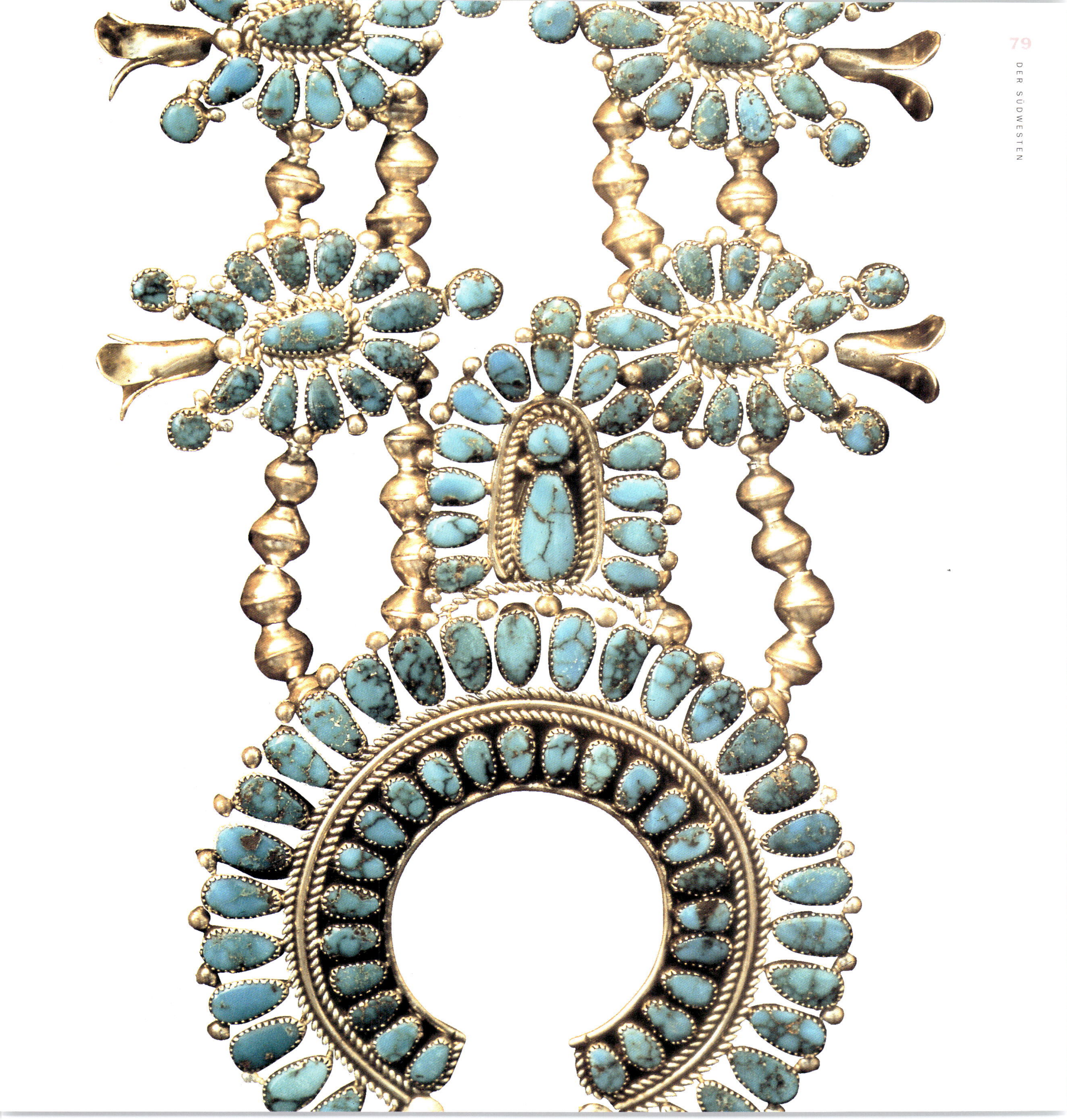

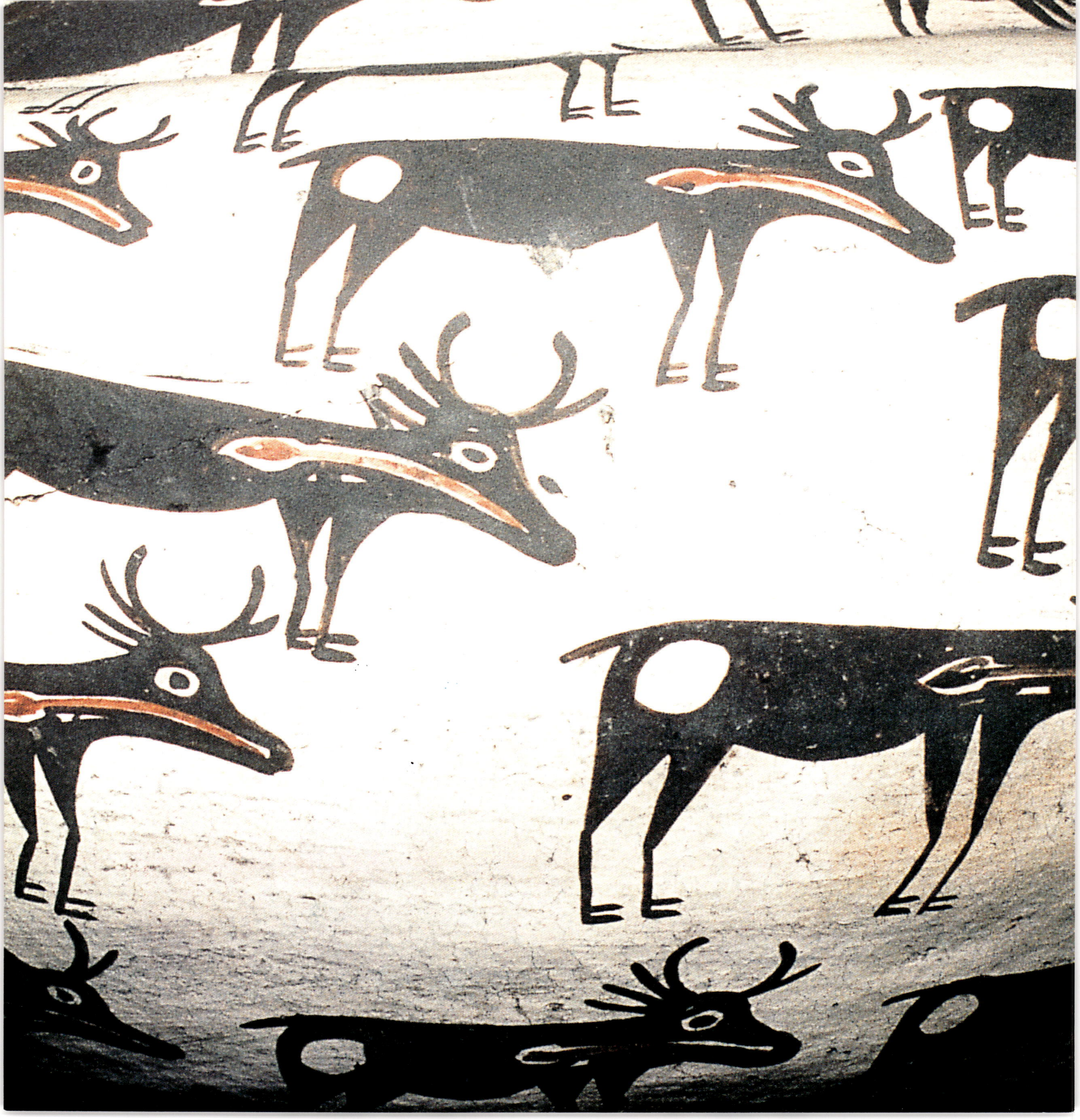

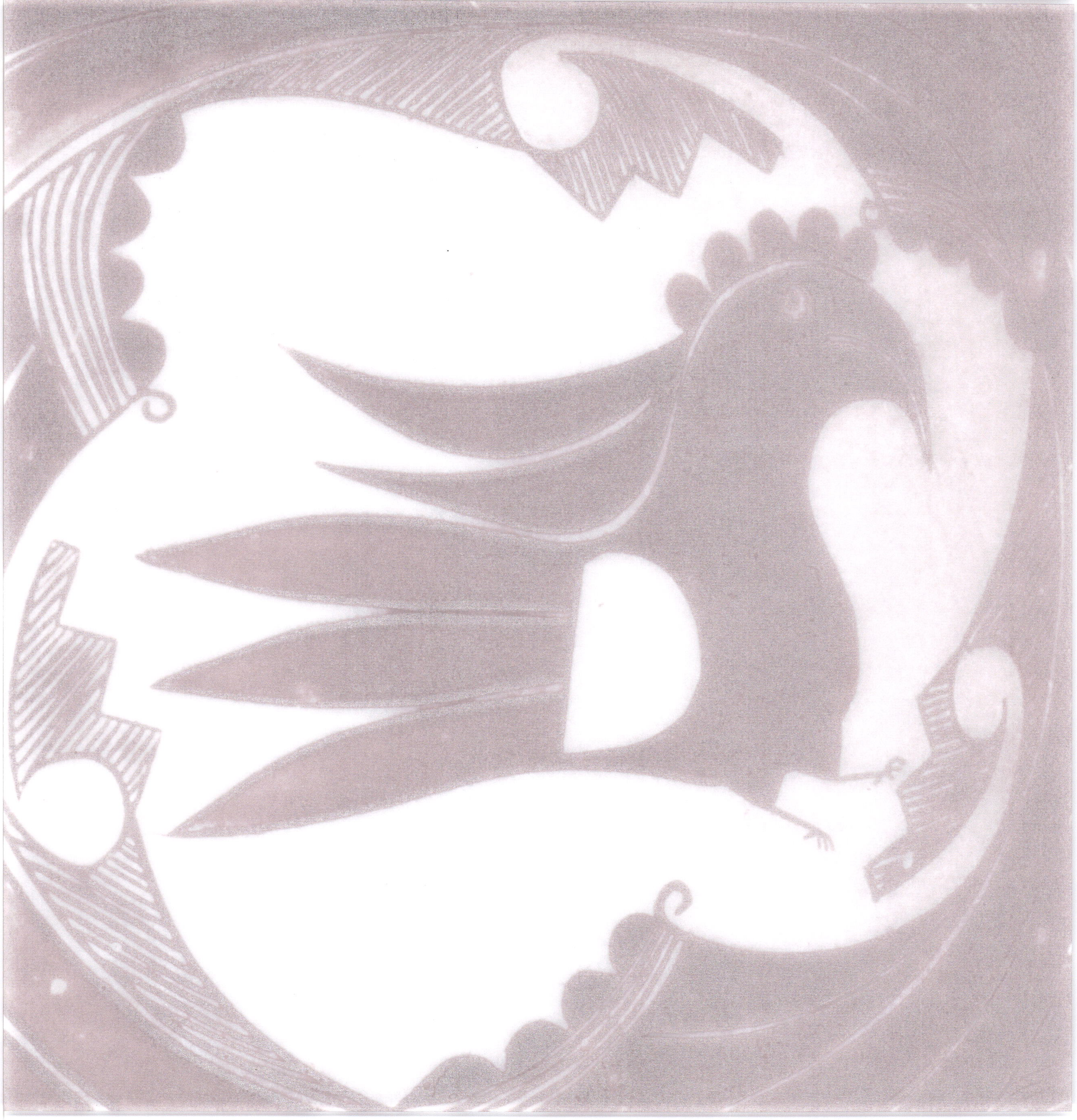

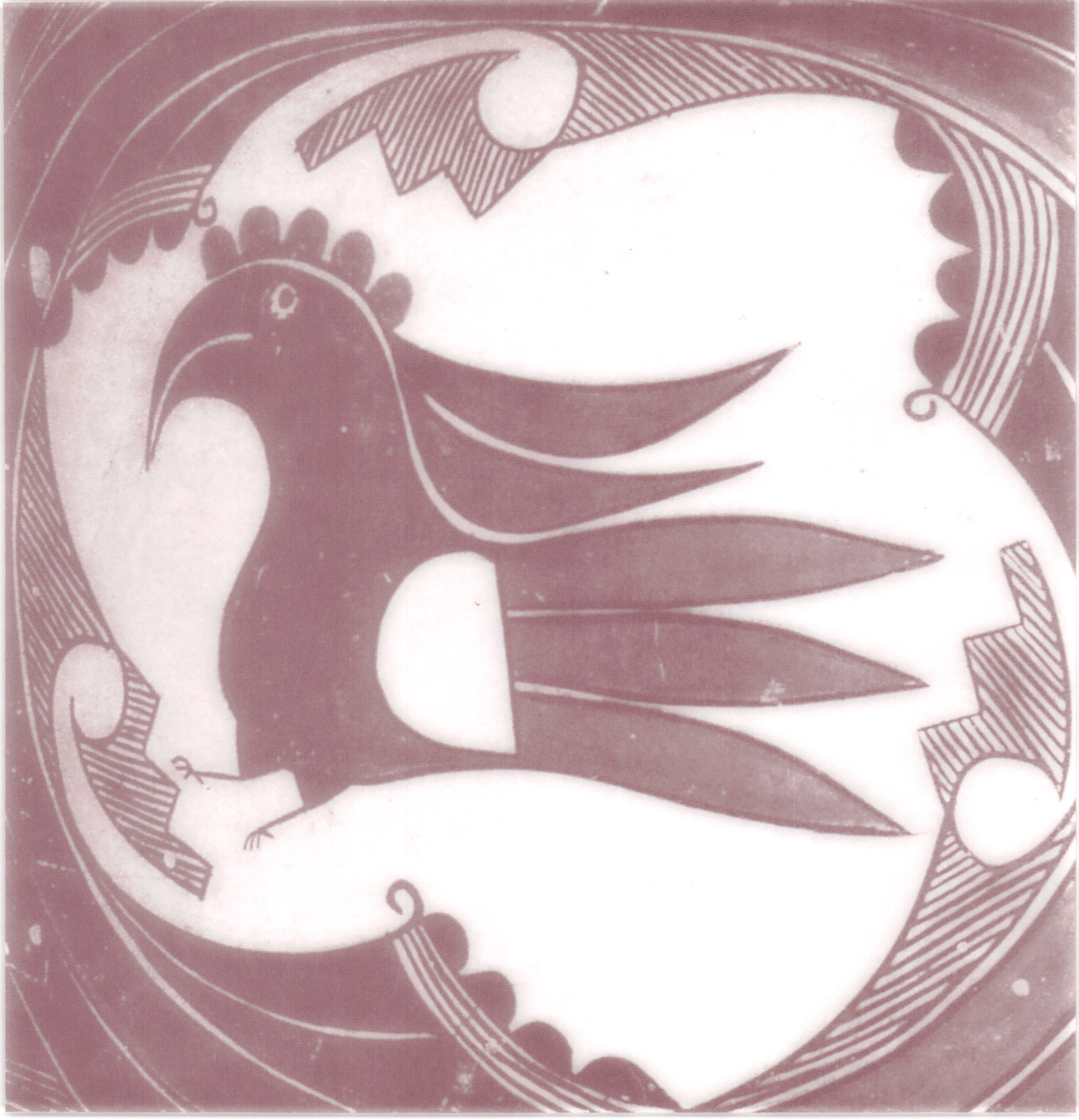

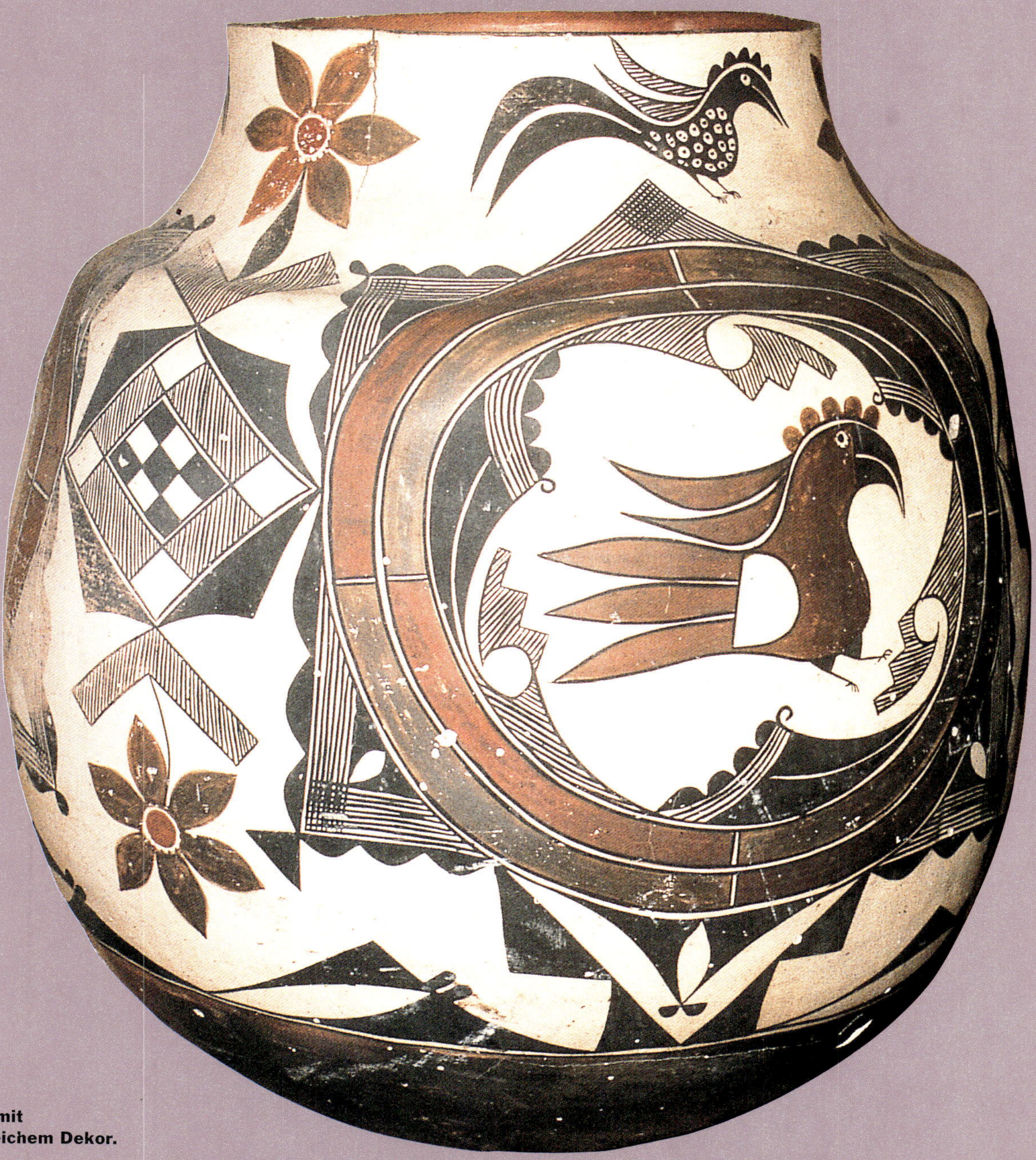

Tongefäß der Zuni mit außergewöhnlich reichem Dekor.

Gegenüber: Detail eines mit Hirschen verzierten Keramikgefäßes der Zuni; die roten Linien weisen dem Pfeil des Jägers den Weg in das Herz des Tieres.

Das östliche

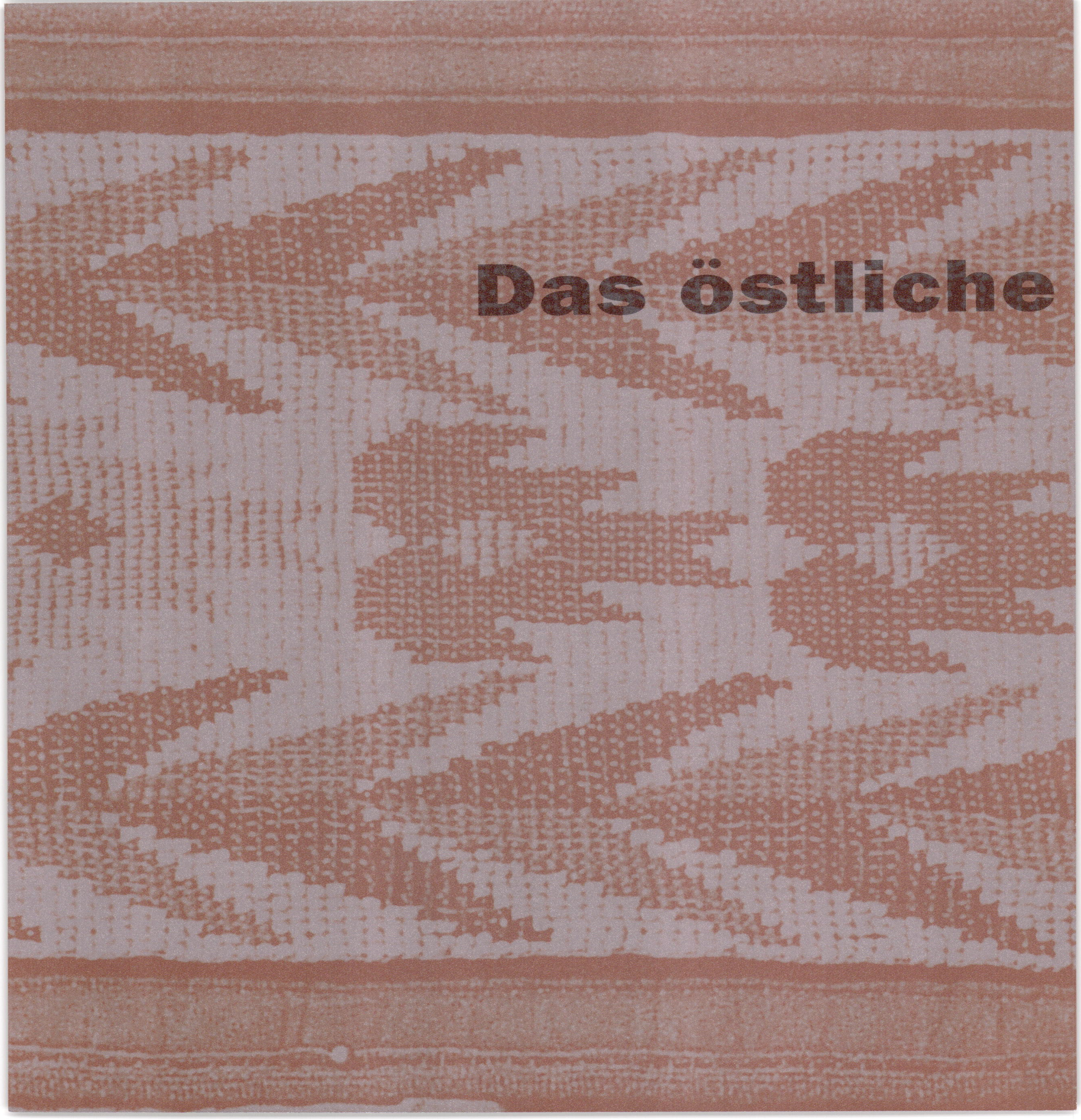

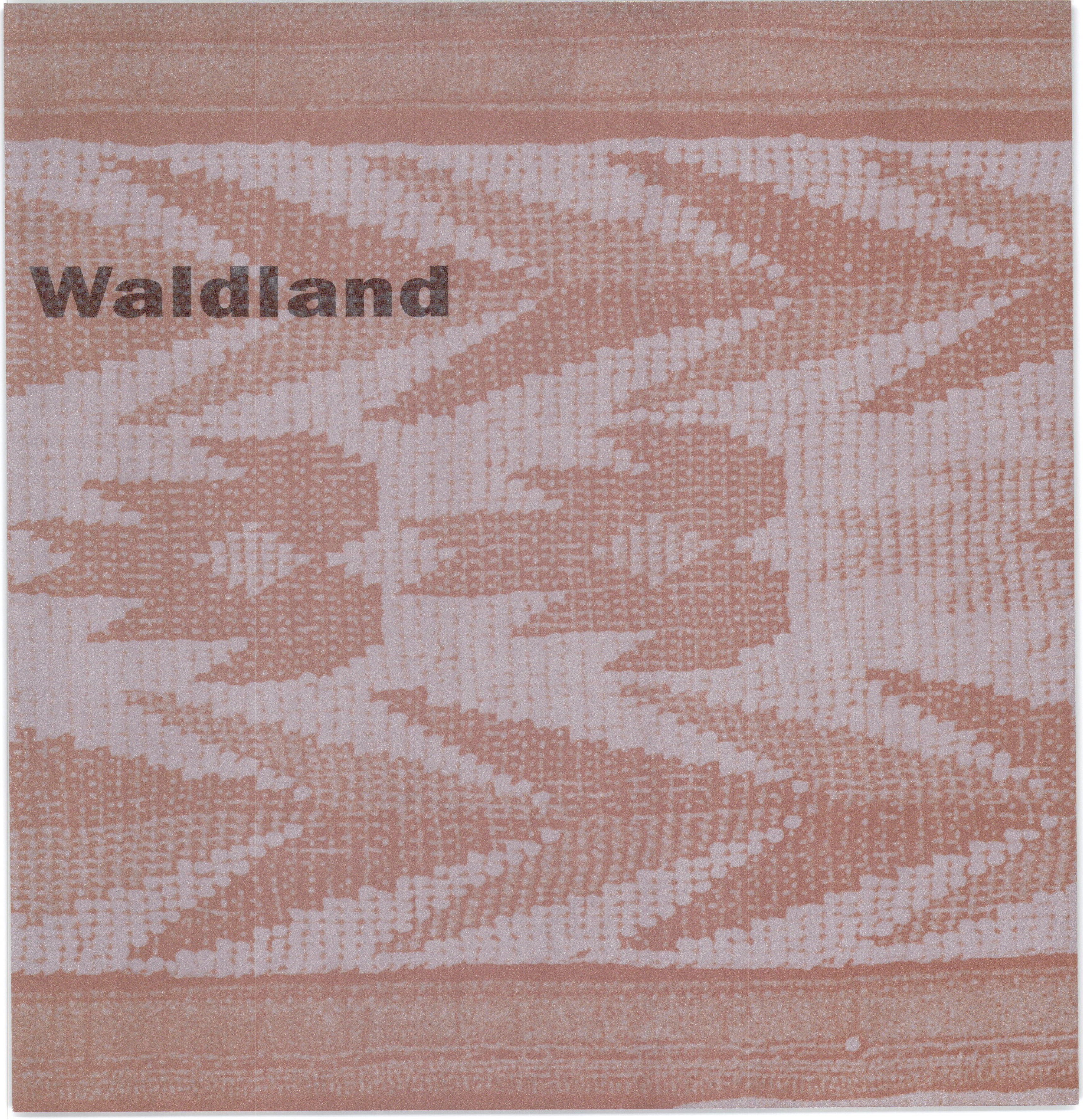
Waldland

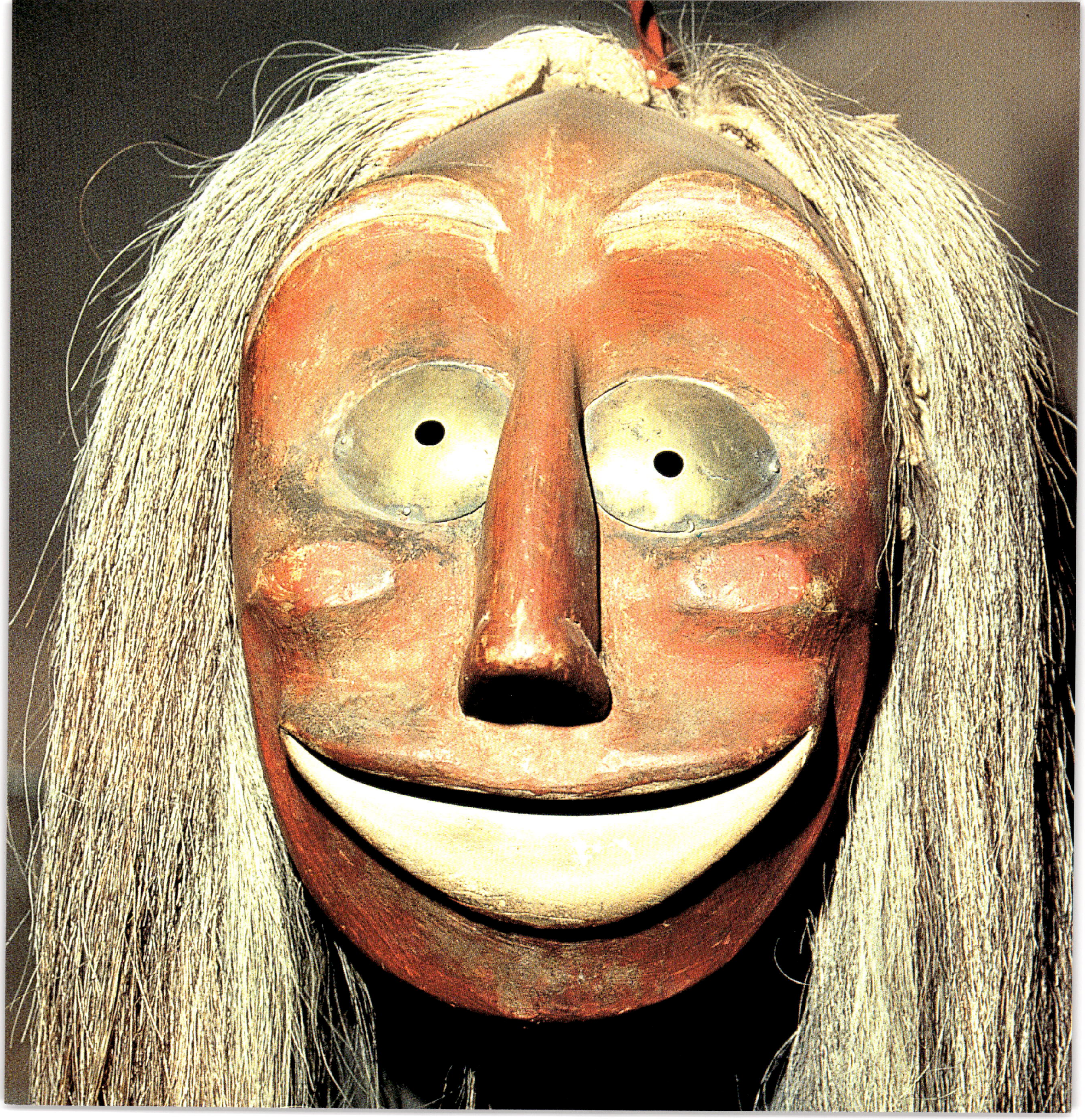

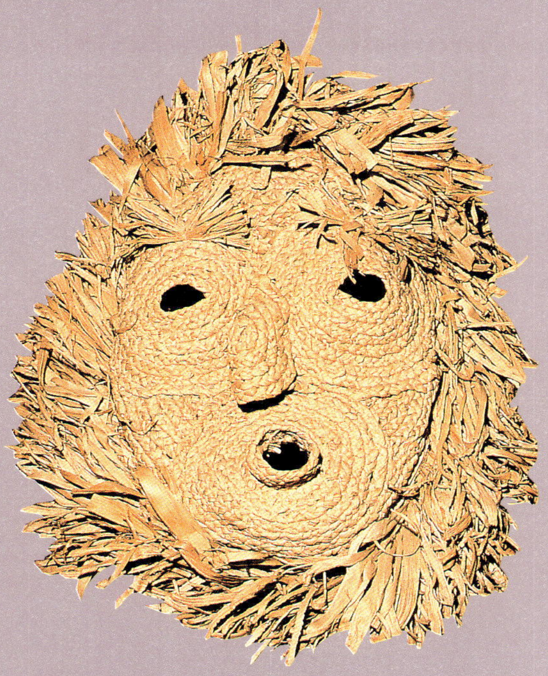

Die Indianer des östlichen Waldlands waren die ersten, deren Lebensweise durch den Zustrom europäischer Einwanderer zerstört wurde. Wie so viele andere indianische Völker waren auch sie große Maskenmacher. Die Männer schnitzten Holzmasken, während die Frauen Maishülsenmasken aus Stroh anfertigten.

DIESE MASKEN WURDEN WÄHREND DER ZEREMONIEN GETRAGEN, DIE KRANKE HEILEN UND DIE KRANKHEIT AUS DEM HAUS VERTREIBEN SOLLTEN. Gegen die europäischen Krankheiten, die die indianische Bevölkerung dezimierten, haben sie leider nicht geholfen. Die Masken waren keine Verkleidung oder bloße Kostümierung ihrer Träger. Wer eine solche Maske trug, der verwandelte sich in den von ihnen repräsentierten Geist.

Maishülsenmaske der Irokesen, vor allem von Frauen bei den durch die Jahreszyklen bestimmten Fruchtbarkeitsriten getragen.

Typische »Falschgesicht«-Maske der Irokesen, die zur Heilung von Kranken diente. Eine Gruppe von Trägern dieser Masken war als Falschgesichterbund bekannt.

Die Masken wurden in einer Vielzahl von »FALSCHGESICHTER«-Zeremonien verwandt. Um an einer solchen Zeremonie teilnehmen zu können, mußte ein Mann zunächst von einem Gesicht geträumt haben. Dann schnitzte er das Gesicht aus seinem Traum in einen Baum. Der Baum wurde gefällt und der zurechtgestutzte Stamm nach Hause geschleppt, wo die Maske fertig geschnitzt wurde.

Die fertigen Masken wurden einheitlich rot oder schwarz bemalt, gelegentlich allerdings auch halb rot, halb schwarz. Den Schopf der Masken machte man aus Pferdeschwänzen. Masken, die den Großen Beschützer darstellten, wurden nicht nur zur Heilung von Kranken eingesetzt, sondern auch, um drohende Wirbelstürme abzuwenden.

Andere Masken repräsentierten die Türhüter, die jeden daran hinderten, das Langhaus während der Falschgesichter-Zeremonie zu verlassen. Und es gab die Einfachen Gesichter, Masken, die niedere Geister repräsentierten, wie etwa den Guten Jäger, den mythischen Gründer des Falschgesichterbunds. Kleinere Versionen der geschnitzten Masken wurden als Amulette verwendet.

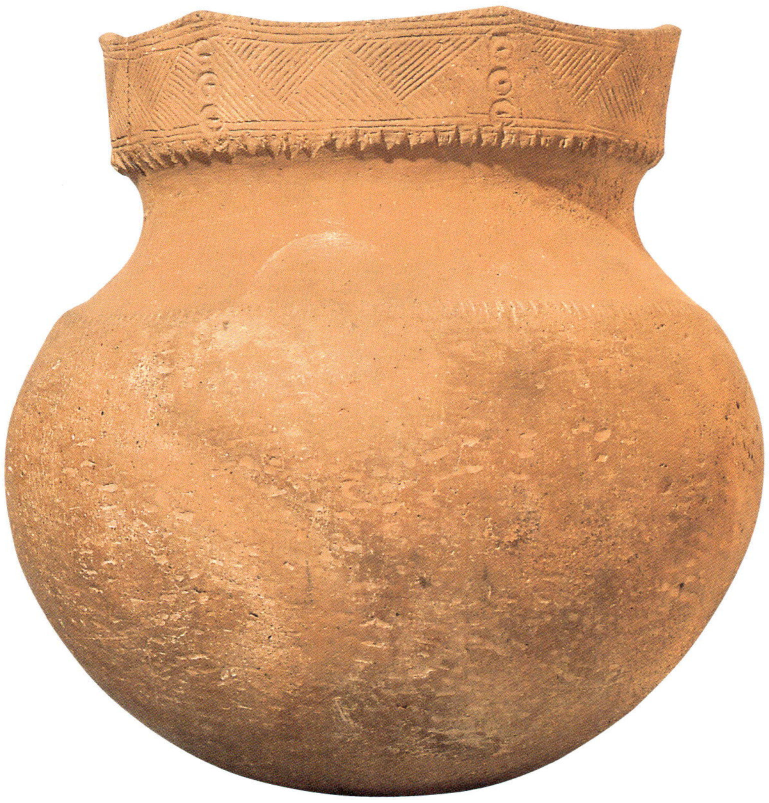

Tongefäß der Irokesen aus dem 16. Jahrhundert, dessen Rand mit einem eingeritzten Muster, Ausbogungen und Einkerbungen verziert ist.

Masken wurden in erster Linie von den Irokesen und Delawaren geschnitzt, wobei die Masken der Delawaren anscheinend weniger variierten, doch mag dieser Eindruck damit zusammenhängen, daß nicht so viele von ihnen erhalten sind. Es gab auch Masken, die keine primär religiöse Bedeutung hatten – die sogenannten »BOOGER«-Masken, die Fremde (andere Indianer, Weiße und schwarze Sklaven) verspotteten, weil sie sich offenbar nicht wie Menschen zu verhalten wußten. Die Booger-Masken zeigen einen verzerrten, grotesken Gesichtsausdruck.

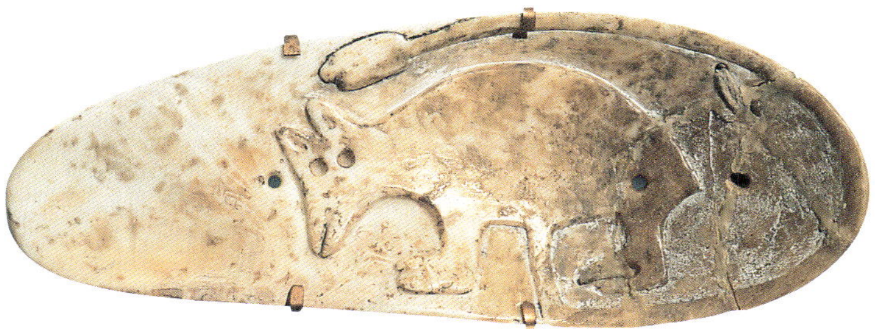

Mit einem Relief verziertes Pektorale der nördlichen Kane in Form einer Sandalensohle.

Puppen der Menominee, die dafür sorgen sollten, daß Mann und Frau einander treu blieben.

Der Bund der Maishülsengesichter stand Männern wie Frauen offen, auch wenn man natürlicherweise glaubte, daß Frauen zu Korn und Fruchtbarkeit in einer engeren Beziehung als die Männer stehen würden. Die Masken wurden bei verschiedenen Heilungs- und Jahreszyklen-Zeremonien benutzt. Es gab auch Zeremonien, bei denen die Frauen Maishülsengesichter und die Männer Falschgesichter trugen.

Die Indianer lernten das Rad erst durch die Europäer kennen, so daß die meiste TÖPFERWARE aus ringförmig übereinandergelegten und miteinander verstrichenen Tonwülsten bestand. Die östlichen Indianer verwendeten jedoch noch eine andere Technik. Sie benutzten einen kleinen Spatel, um den Ton gleichmäßig an der Innenseite eines als Model dienenden Gefäßes zu verteilen. Sollten die neuen

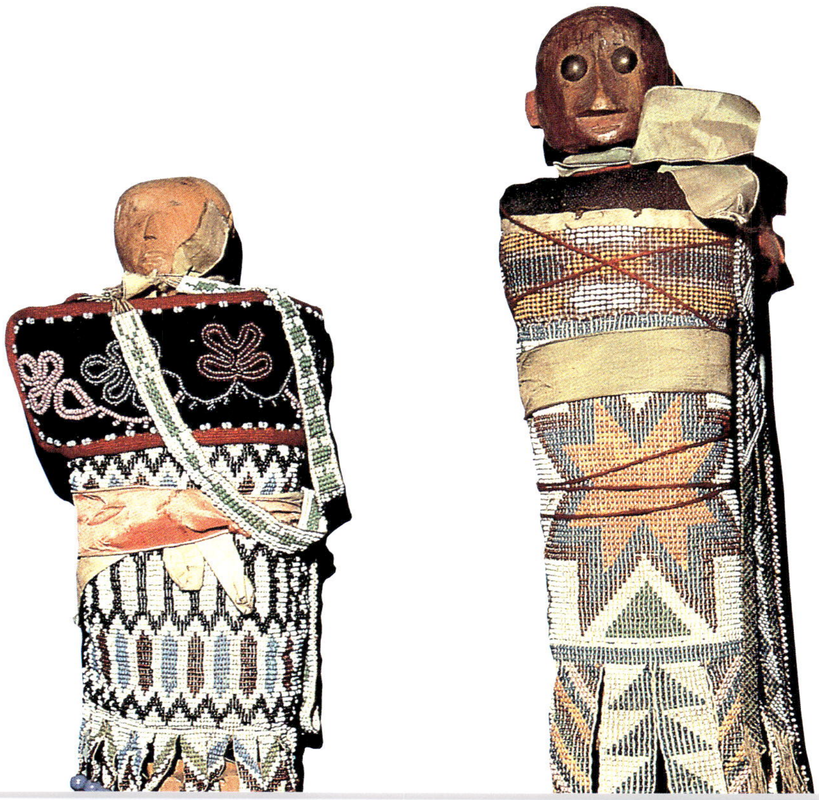

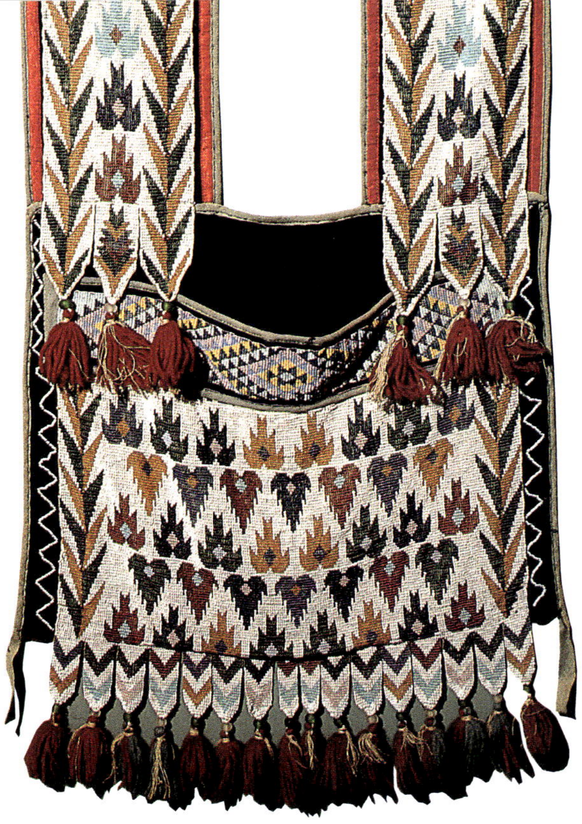

Töpfe oben weiter oder enger werden, wurden sie anschließend in der üblichen Weise mit Hilfe von Tonwülsten ergänzt.

Gebräuchlicher waren jedoch aus Holz geschnitzte Schalen und Gerätschaften. Die Männer verwendeten einen großen Teil ihrer Zeit auf das Schnitzen dieser Utensilien, und wenn ein Mann heiratete, dann erwartete man von ihm, daß er eine komplette Aussteuer an Küchengeräten mit in die Ehe brachte.

Prächtiger Beutel, gewebt von einem Schamanen der südlich des Oberen Sees lebenden Menominee.

Mit Elchhaar bestickter Wandschirm, zwischen 1840 und 1850 von den Huronen hergestellt.

Leider überlebten nur wenige dieser Indianer die Pockenepidemien, die der Kontakt mit den Europäern nach sich zog. Kranke Indianer, die zu schwach waren, um Brennholz zu sammeln, verbrannten ihre Geräte, um sich warm zu halten. Einige kleine, als Bildnis geschnitzte Kriegskeulen der Algonkin sind jedoch erhalten geblieben, ebenso wie Hornkämme der Irokesen. Diese Kämme sind mit Stammes- und Familiensymbolen verziert und wurden von hochrangigen Frauen des Clans getragen. Sie spielten eine Rolle in Trauerzeremonien, DA ERST MIT DEM ENDE DER TRAUERZEIT DAS HAAR WIEDER GEKÄMMT WURDE. Die Irokesen verzierten auch ihre Wiegenbretter mit leuchtend bunten Reliefschnitzereien, die sich allerdings weitgehend europäischem Einfluß verdankten. Bei realistischen Darstellungen von Tieren und Pflanzen wurde räumliche Tiefe durch Überlappungen dargestellt.

Die Indianer der Großen Seen ritzten heilige Symbole auf Rollen aus Birkenrinde. Besonders geschickt waren sie in der Verzierung gegerbten Leders mit Stachelschweinborsten. Als der Pelzhandel mit den Europäern begann, tauschten sie Pelze gegen farbige Glasperlen ein, die die Stachelschweinborsten ersetzten. Nicht nur das Material, auch die Form des Dekors begann sich unter dem europäischen Einfluß zu verändern, die abstrakten Muster wurden durch gegenständliche Darstellungen ersetzt. Besonders die Blumenmuster gestalteten die Indianer sehr komplex und lebensecht.

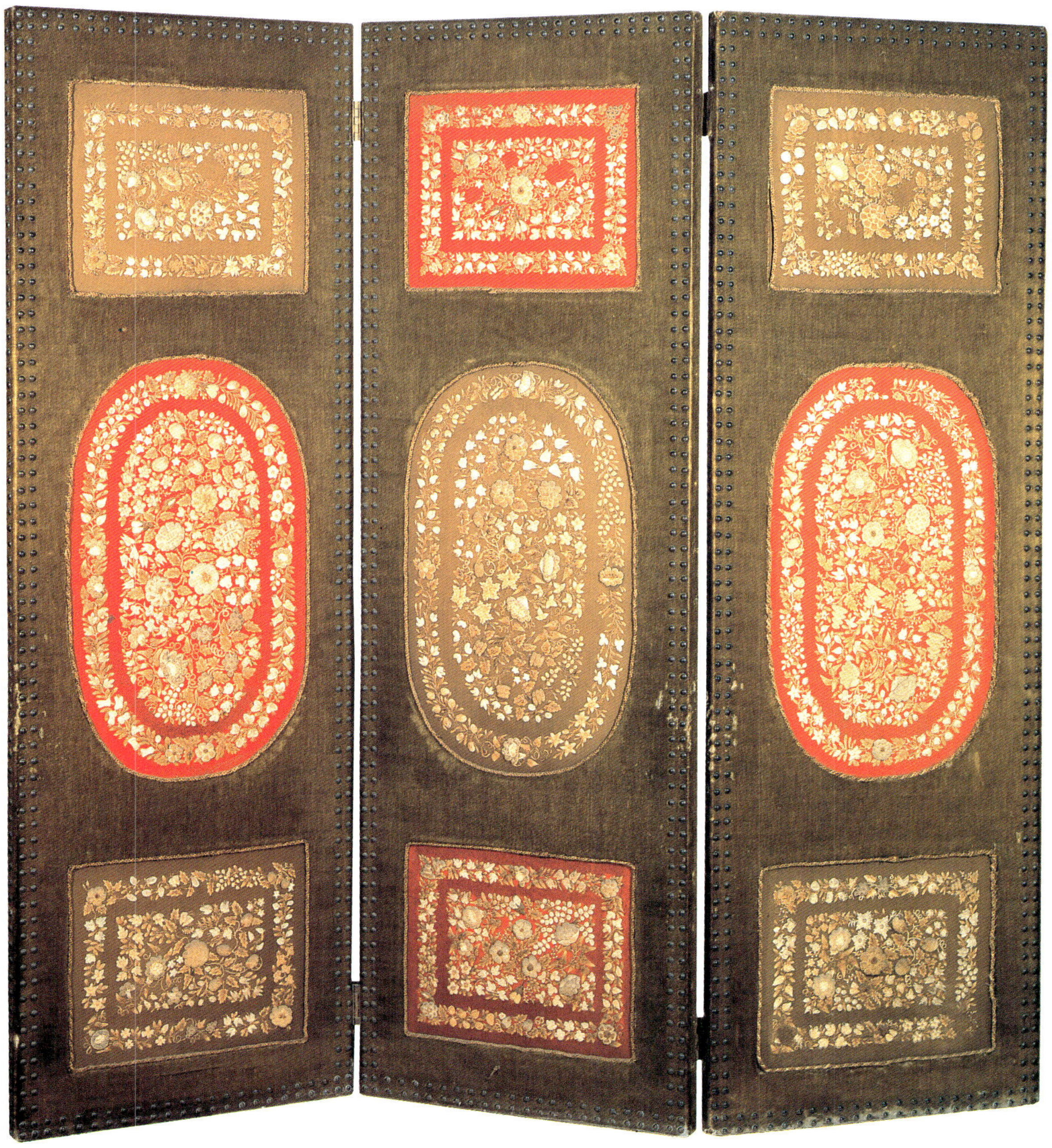

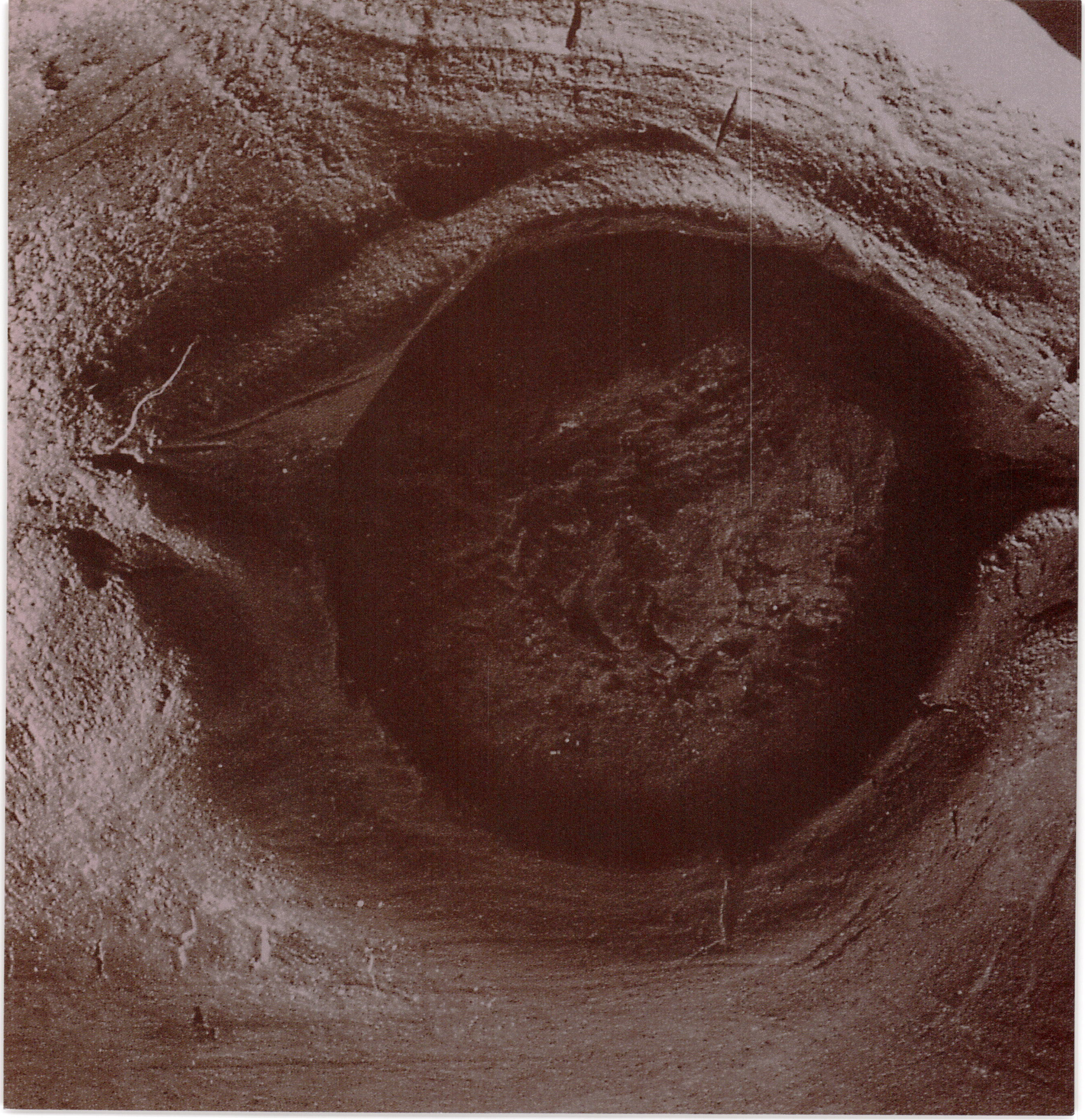

Der Südosten

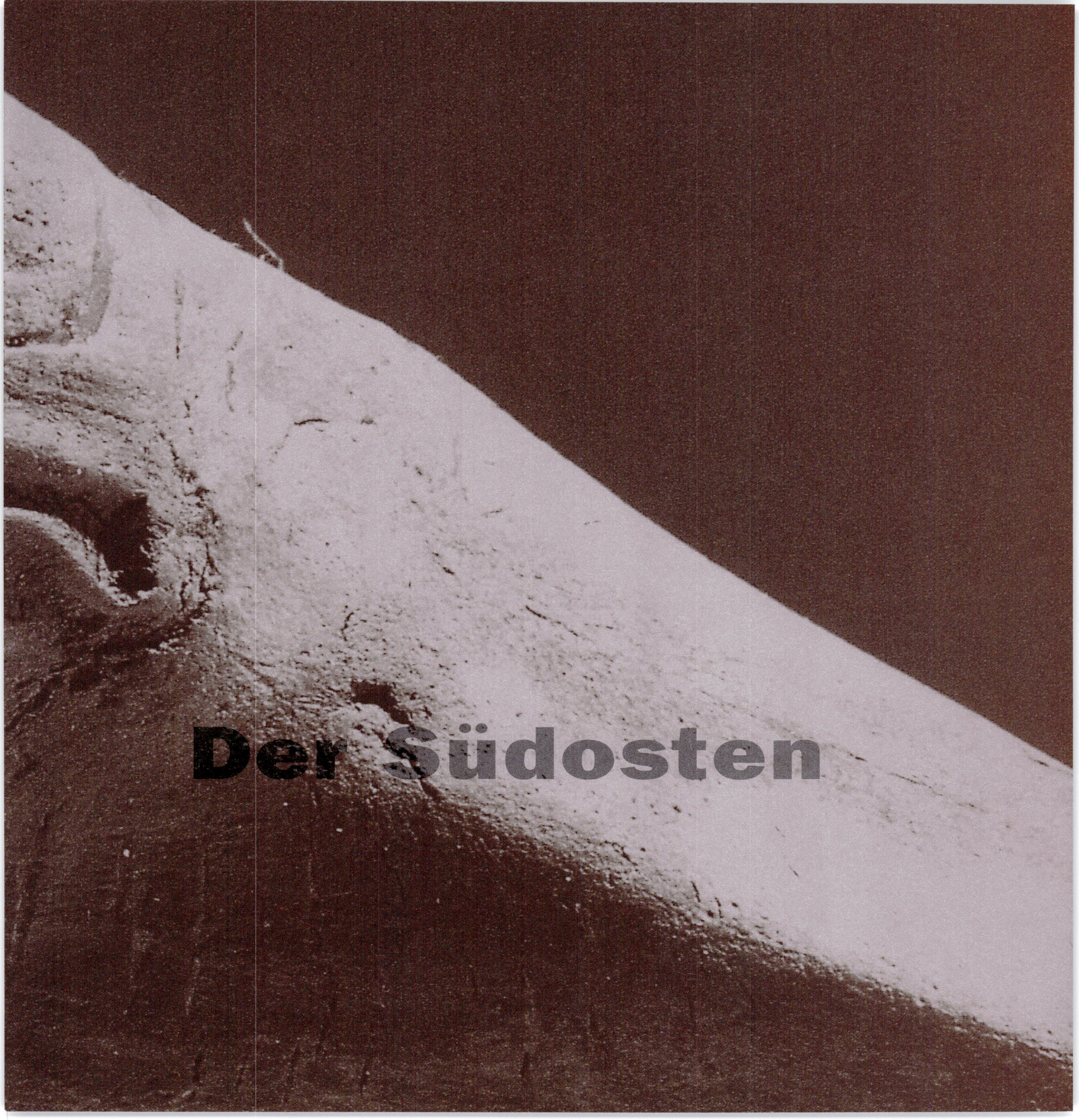

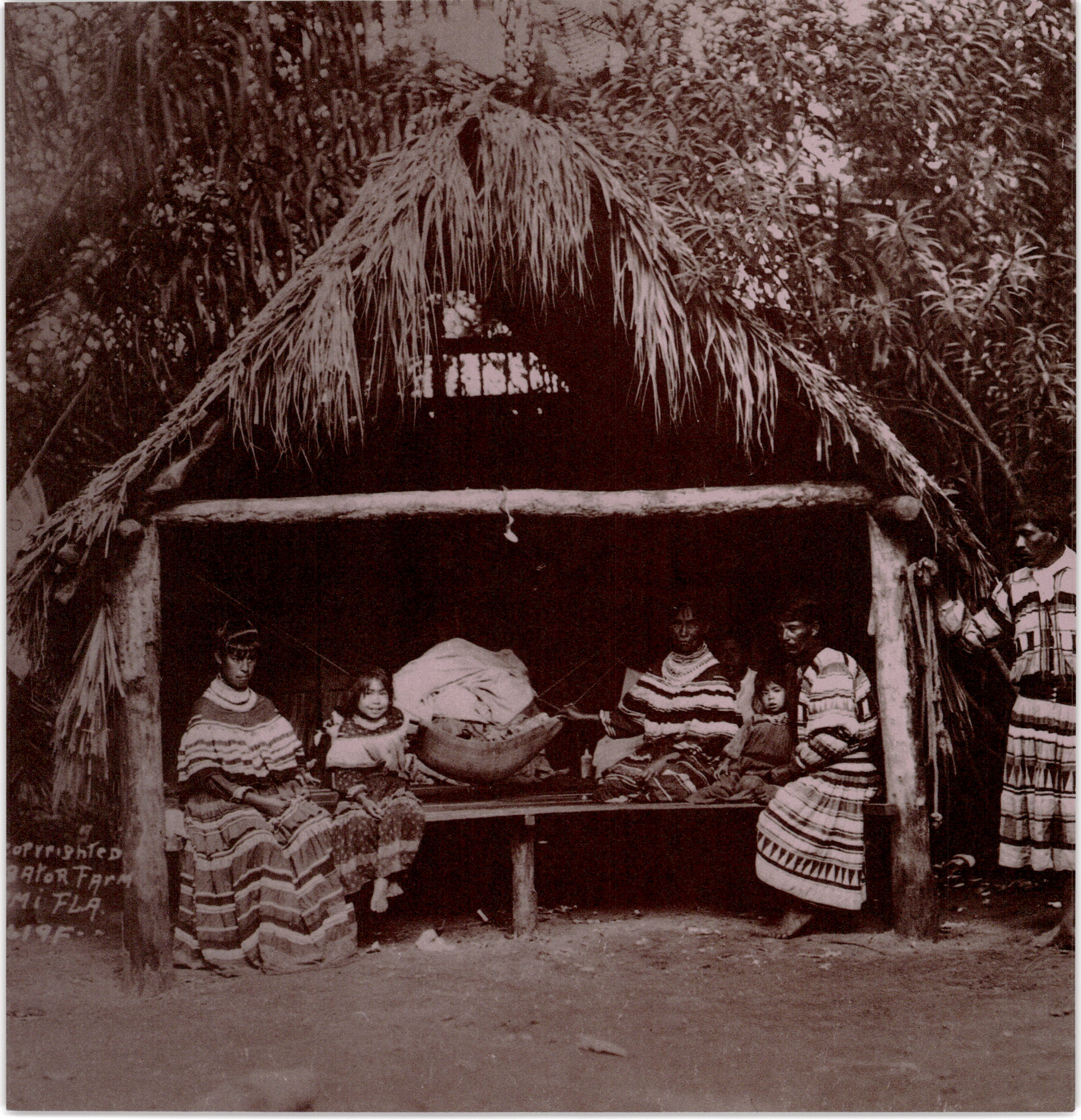
Copyrighted

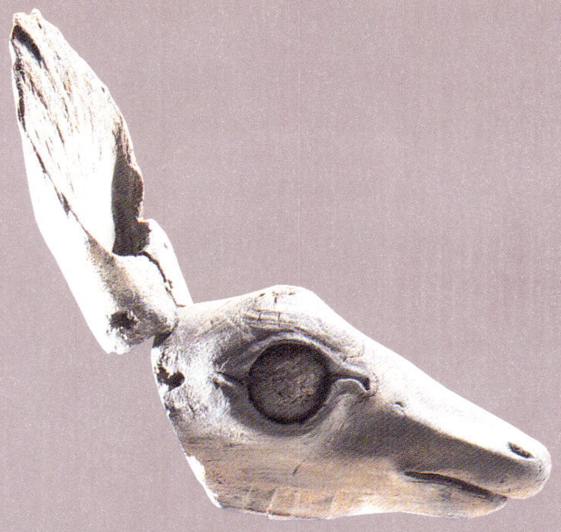

Die Stämme des Südostens waren große BAUMEISTER. Die Creek legten ihre Städte um einen öffentlichen Platz herum an, auf dem ein offener Bau stand, in dem im Sommer die Ratsversammlungen abgehalten wurden, sowie ein geschlossener Bau für Versammlungen im Winter. In einer Ecke des Platzes gab es ein Ballspielfeld, und für Aktivitäten während des Winters stand der Gemeinschaft ein beheizbares Gebäude zur Verfügung. Um diesen zentralen Komplex öffentlicher Gebäude gruppierten sich die Wohnhäuser, wobei die kleineren Häuser der ärmeren Leute am Rand der Stadt lagen.

Die Dörfer der Cherokee waren rund um ein riesiges, siebenseitiges Haus herum angelegt, das aus Erde bestand und wie eine Kuppel geformt war. In ihm hatten bei Zeremonien bis zu fünfhundert Menschen Platz. Die kleinen, rechteckigen Wohnhäuser mit Rindendächern und lehmbeworfenen Wänden aus Flechtwerk waren umgeben von Ballspielplätzen und gemeinschaftlichem Ackerland.

Hirschkopfskulptur, von Bewohnern der kleinen Inseln vor den Everglades zwischen 800 und 1400 n. Chr., also vor ihrem ersten Kontakt mit Europäern geschaffen (gefunden im Collier County, Florida).

Familie der Seminolen Floridas in ihrer *chickee*-Hütte; in der Hängematte schläft ein Baby. Die undatierte Photographie wurde 1921 urheberrechtlich geschützt.

Die Mississippikultur des Südostens war jedoch schon lange vor der Ankunft der Europäer im Niedergang begriffen gewesen. Als die Franzosen und Spanier dieses Gebiet ernsthaft zu kolonisieren begannen, gaben die Indianer ihre alten Traditionen auf, und die Choctaw, Cherokee, Chickasaw, Creek und Seminolen wurden schnell als die »FÜNF ZIVILISIERTEN NATIONEN« bekannt.

Doch die Übernahme europäischer Lebensweisen rettete sie nicht. Nachdem Louisiana und Florida Teil der USA geworden waren, wurden diese Völker aus ihrem angestammten Land gewaltsam vertrieben und nach Oklahoma in das »INDIANERTERRITORIUM« verschleppt, wobei sie auch den Rest ihrer Kultur einbüßten. Nur kleine Gruppen der Seminolen Floridas leisteten der Vertreibung erfolgreich Widerstand, indem sie sich in den Everglades versteckten. Als sie wieder zum Vorschein kamen, hatte nur wenig von ihrer Kunst überlebt, und was es noch gab, hatte sich durch den Kontakt mit den Europäern unwiderruflich verändert.

Glücklicherweise begruben die präkolonialen Indianer ihre Artefakte zusammen mit ihren Toten in großen Grabhügeln. Diese Grabbeigaben zeigen, daß sie verschiedene klar umrissene Stile entwickelt hatten. Für einen dieser Stile, der vor allem an fein geschnitztem Muschelschmuck zu beobachten ist, sind gekrümmte Linien und starke Stilisierung kennzeichnend – allerdings sind menschliche Figuren, Tiere und astrale Symbole noch immer eindeutig voneinander zu unterscheiden.

Es gab auch eine realistische Tradition. Man hat menschliche Figuren aus Stein und Holz gefunden. DIE CHEROKEE VERZIERTEN IHRE PFEIFEN MIT GESCHNITZTEN MENSCHLICHEN FIGUREN UND STELLTEN IN IHREN SKULPTUREN MANCHMAL AUCH SEXUELLE AKTIVITÄTEN IN EINDEUTIGER WEISE DAR. Die Indianer Südamerikas hatten gegenüber der Sexualität oft eine freie und unbeschwerte Einstellung, doch bei den Stämmen Nordamerikas war das eine Seltenheit. Die gegenständliche Kunst der Prärieindianer zeigt gelegentlich Liebesszenen, doch ist das Paar stets züchtig von einer Decke bedeckt.

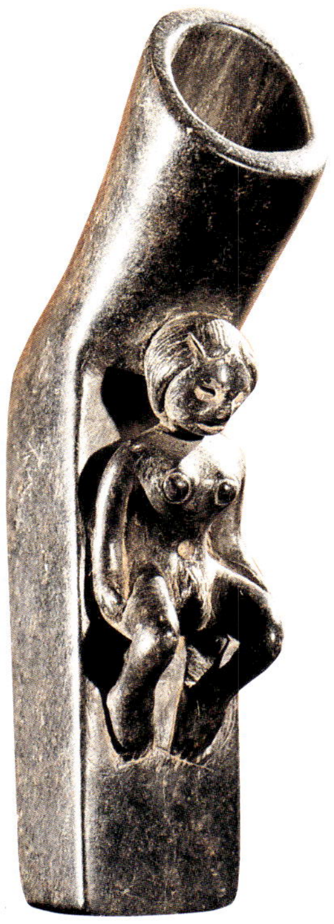

Die TÖPFEREI, MALEREI UND GRAVIERKUNST der Indianer des Südostens kannte zur Verzierung geometrische Formen, besonders spiralförmige Muster, die sie auch in ihren Perlarbeiten verwendeten. Im Unterschied zu anderen Indianerstämmen zeigten die Indianer des Südostens, zumindest was ihre Perlarbeit angeht, keine Neigung, die europäischen Blumenmuster zu übernehmen. Sie blieben bei ihrem traditionellen abstrakten Dekor, und die schneckenförmigen Muster auf den Schärpen der Choctaw setzten sogar die alte Tradition der ganz in Weiß gehaltenen Arbeiten aus Muscheln und Stachelschweinborsten fort.

Die Cherokee machten Masken in der Tradition der Irokesen, die in ihrem Realismus allerdings roh und unfertig wirken. Einige der schönsten Beispiele indianischer Masken- und Figurinenschnitzerei wurden jedoch vor kurzem auf einer der kleinen Inseln vor den Everglades gefunden. Sie stammen von den Calusa und sind mit leuchtenden Farben bemalt, und manche sind von einer technischen Meisterschaft, die an der Ostküste nicht ihresgleichen hat.

Zeremonielle Steingutpfeife der Cherokee aus dem Osten Georgias.

Hölzerner Pelikan aus der Präkolonialzeit, gefunden auf einer der Inseln im Collier County, Florida.

Die Chitmacha und ihre Nachbarn in Louisiana waren glänzende KORBMACHER. Sie verwendeten extrem schmale Rohrspäne und gestalteten komplexe krummlinige Muster. Mit der Einführung von Metallwerkzeugen durch die Europäer wandten sich auch die Cherokee der Korbflechterei aus Rohrspänen zu. Ihre Körbe weisen aus Spänen verschiedener Breite und Farbe entstehende Muster auf, denen sie mittels der als falsche Stickerei bezeichneten Technik des Durchfädelns der echten Flechtfäden an der Außenseite des Korbes mit einem zusätzlichen Dekorationsflechtfaden weitere wellige Dekorelemente hinzufügten. In den dreißiger Jahren dieses Jahrunderts erlebte die Korbmacherkunst der Cherokee einen von großer Begeisterung getragenen neuen Aufschwung.

Nicht zuletzt aufgrund einer beträchtlichen Anzahl von Mischehen zwischen Cherokeeindianerinnen und Weißen übernahmen die Cherokee die europäische Stickerei und verzierten Wildleder mit handelsüblichen Baumwoll- und Seidengarnen. Die Seminolen Floridas erwiesen sich als geschickt in der Herstellung von Baumwollbesatz. Diese Borten waren ursprünglich auf die Ränder der Kleidungsstücke begrenzt, doch um 1900 begannen sie, als horizontale, mit geometrischen Mustern und Mäandern versehene Streifen das ganze Kleidungsstück zu überziehen. Und um 1915 übernahmen die Seminolen die Patchwork-Tradition der Plainsindianer.

Zu einem der einflußreichsten Künstler der Indianer des Südostens entwickelte sich Fred Beaver, ein 1911 geborener Creek-Seminole, dessen indianischer Name Eka La Nee (Brauner Kopf) lautet. Er wurde von Susan Peters und den Kiowa der Oklahoma Schule beeinflußt, doch er ist immer auch für andere Einflüsse ganz unterschiedlicher Art offen gewesen, von den Pin-up-Girls der Herrenmagazine bis zu Toulouse-Lautrec. Vor allem jedoch nutzte er seine gründliche Kenntnis der Stammesfolklore, und das zentrale Motiv seiner Gemälde ist das Leben der Seminolen. Auch die HOLZBILDHAUER der Cherokee haben inzwischen von sich reden gemacht. Ermutigt durch das örtliche Amt zur Förderung indianischer Kunst und indianischen Handwerks haben Amanda Crowe, Johnson Catolster und »Going Back« Chiloskey in Qualla, North Carolina, eine florierende Künstlergruppe gegründet. Die Kunst der nordamerikanischen Indianer ist zwar reduziert und geschwächt, doch sie lebt weiter.

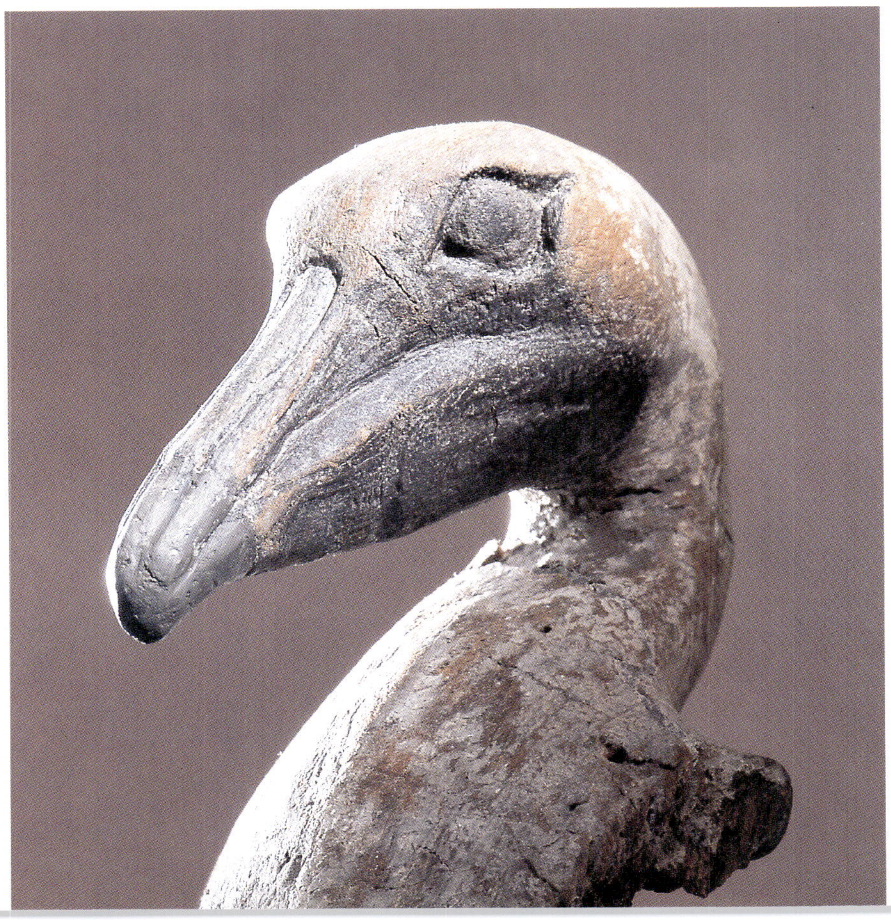

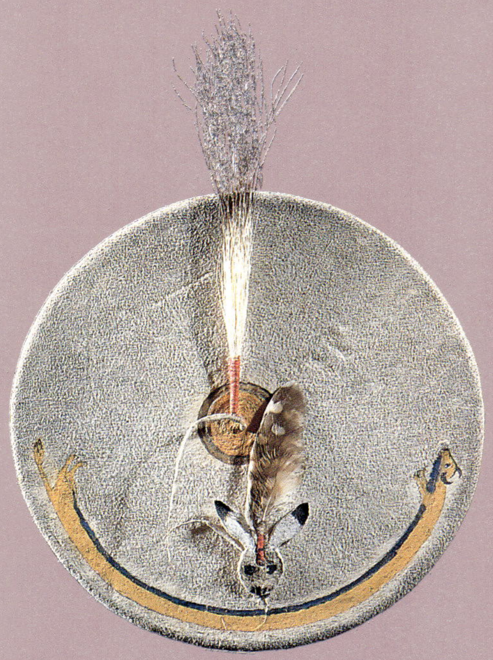

BILDNACHWEIS: **Bridgeman Art Library** / Bonhams, London 89 / British Museum 43 / Horniman Museum, London 70, 71 / Indian Cultural Centre, Albuquerque, New Mexico 79 / Museum of the American Indian, Heye Foundation, New York 56 / Private Collection, California 70, 71 **C.M. Dixon** 16, 21, 22, 26/27, 29, 30, 34, 49, 58/59, 61, 63, 66/67, 68, 75, 76, 80, 81, 82/83, 84, 85, 87 unten, 88 / Royal Scottish Museum, Edinburgh Frontispiz, 36/37 **Werner Forman Archive** 20, 94 / Arizona State Museum 24 unten / British Columbia Provincial Museum, Victoria 38, 40, 62 / William Canning 32 / Centennial Museum, Vancouver 64 / Field Museum of Natural History, Chicago Vor- und Nachsatz, 19, 44, 46/47, 48, 48, 53, 54/55, 69, 96, 97 / Glenbow Alberta Institute, Calgary 51 / The Greenland Museum 33 / Museum für Völkerkunde, Berlin 52 / Piers Morris Collection, London 77 / Museum of Mankind, London 35, 50 / Museum of Northern Arizona, Flagstaff 24 oben / Museum of the American Indian, Heye Foundation, New York 23, 25, 57, / National Museum of Man, Ottawa 42, 65, 86 / Ohio State Museum 87 oben / Portland Art Museum, Oregon 41 / Mr & Mrs John A. Putnam 45 / Schindler Collection, New York 31, 72/73, 74 / Sheldon Jackson Museum 28 / University of Pennsylvania Museum, Philadelphia 90/91, 93, 95 **Reed International Books Ltd.** Umschlag, 8, 9, 10, 11, 12, 13, 14, 15, 17, 60 **Smithsonian Institution** / National Anthropological Archives, Bureau of American Ethnology (no 2145) 16, (no 44353-A) 92

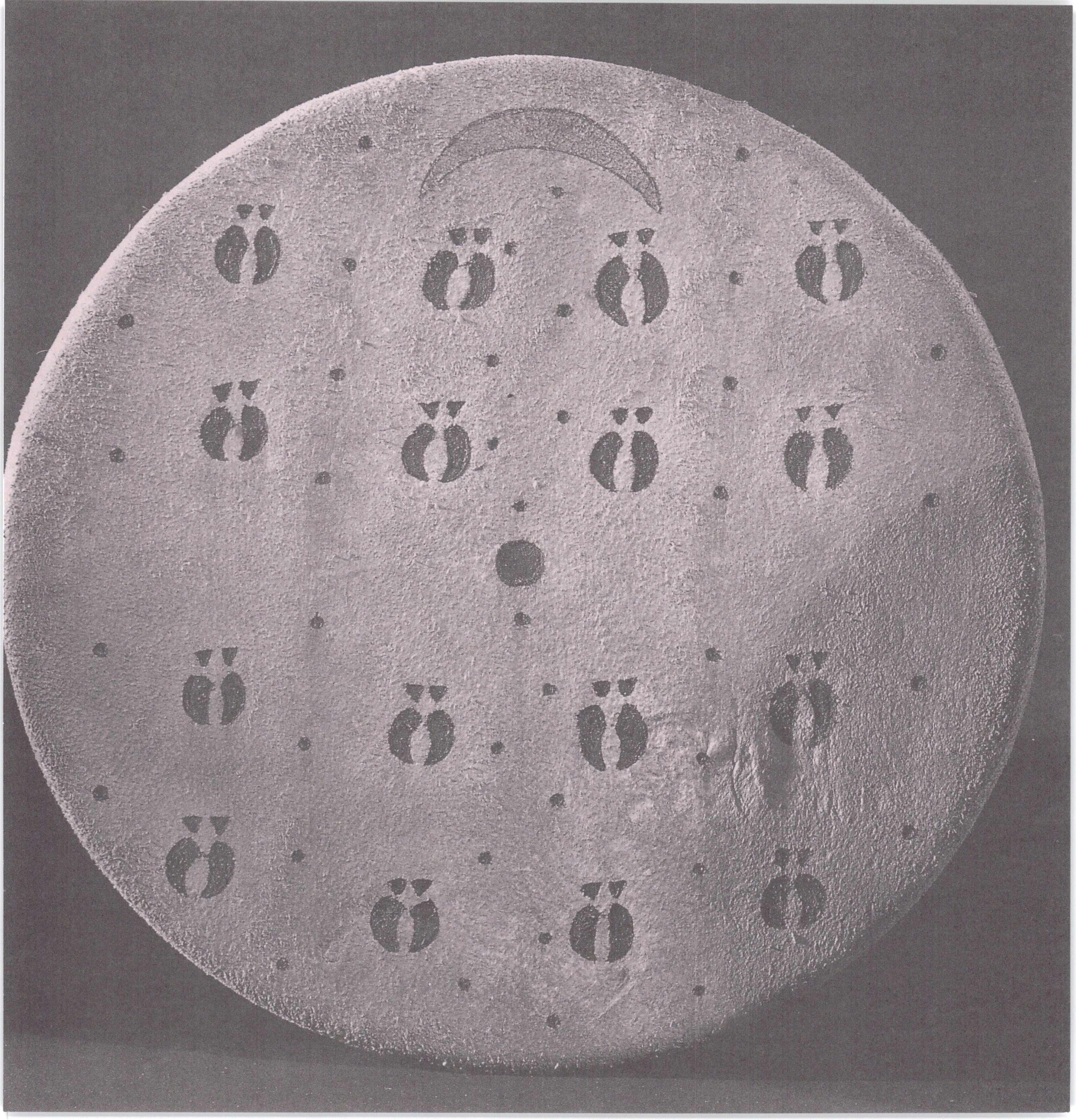

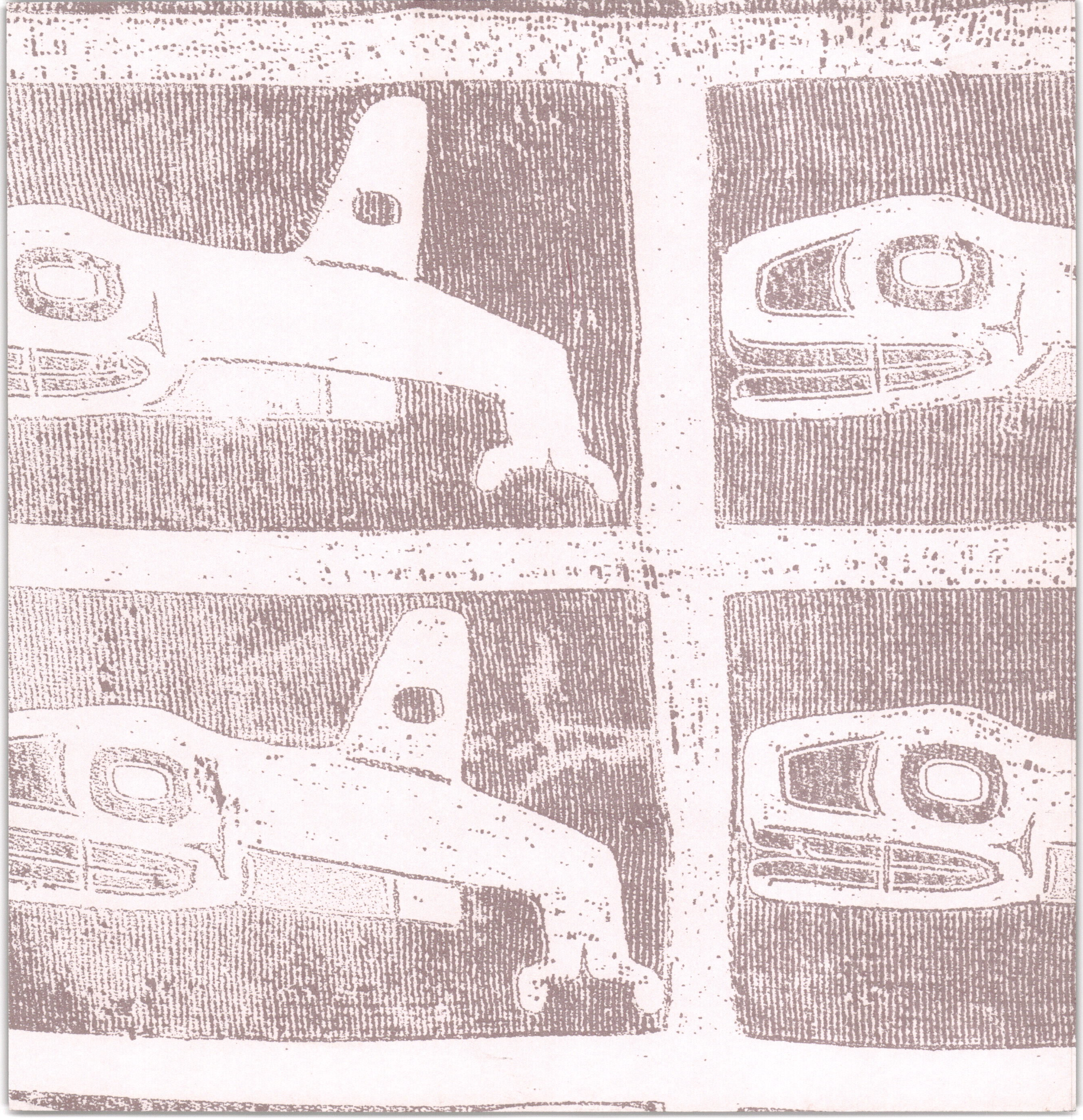